POUR UNE CONCEPTION PSYCHOSOMATIQUE DE L'HYPOCONDRIE

La pensée empêchée

ISBN : 2-7384-5142-X

Martine DERZELLE

POUR UNE CONCEPTION PSYCHOSOMATIQUE DE L'HYPOCONDRIE

La pensée empêchée

Préface de Sami-Ali

Éditions L'Harmattan
5-7, rue de l'École-Polytechnique
75005 Paris

L'Harmattan Inc.
55, rue Saint-Jacques
Montréal (Qc) – CANADA H2Y 1K9

Je rends hommage aux «amis» qui m'aident,
aux «méchants» qui me réveillent...

Je remercie en particulier

le Professeur Sami-Ali,

le Professeur Albert Cattan, directeur honoraire du Centre Anti-Cancéreux de Reims,

le Docteur Christian Pozzo di Borgo,
mon complice de la Consultation de la Douleur.

«On dit d'un fleuve emportant tout sur son passage qu'il est violent, mais nul ne taxe de violence les rives qui l'enserrent».

Bertolt Brecht

SOMMAIRE

PREFACE

Le titre ne manque pas de surprendre : la pensée empêchée. Mais par qui ? Par quoi ? Une censure externe imposant une norme qui remplace la réalité ? Une censure interne se confondant avec une pensée conforme à une norme qu'elle s'emploie à reproduire ? Poser de telles questions à propos d'un concept comme l'hypocondrie fait déjà entrevoir la rare liberté qui anime une pensée dégagée de toute entrave pour aller à l'essentiel : s'interroger en même temps qu'interroger son objet. Démarche extrême mais qui, seule, permet de reconnaître que des «évidences», coupées du processus d'objectivation dont elles sont issues, sont devenues des obstacles épistémologiques incontournables, et que l'enfermement de la pensée qui en résulte ne peut être dépassé que par une réflexion radicale sur l'enfermement de la pensée. C'est ce double mouvement qui se dessine ici d'une façon exemplaire, décrivant simultanément une fermeture qui se fait de plus en plus totalisante et une ouverture donnant accès à une contre-pensée qui est aussi une pensée de l'objet.

Pourquoi une telle complexité dans la démarche ?

C'est que le concept de l'hypocondrie, dont Freud dit qu'il demeure «une lacune disgracieuse» dans l'édifice psychanalytique, n'a cessé de servir de justification à des constructions théoriques proliférantes qui se réfèrent toutes au même modèle énergétique. Modèle qui fait de l'hypocondrie un processus interne dû à la fixation de l'angoisse, qui est censée correspondre à la transformation directe de la libido, sur la partie malade du corps. On s'aperçoit alors qu'on est engagé dans un processus sans fin : affirme-t-on à l'hypocondriaque qu'objectivement il n'a rien, ce rien ne mettra pas fin à sa souffrance qui est réelle ; reconnaît-on la souffrance réelle, on sera alors dans l'impossibilité d'en trouver l'origine. «Imaginaire», peut-être, mais toujours là, inscrite dans le corps réel et mettant en échec toute tentative thérapeutique. Il y a donc impasse qu'il faut bien qualifier de relationnelle puisque la plainte organique implique que l'autre soit là et que son rôle y soit déterminant.

L'hypocondrie paraît ainsi comme une pathologie de l'impasse, tout autant que la psychose et la pathologie organique, selon une conception de la psychosomatique que l'auteur fait sienne et qui postule que le phénomène psychosomatique le plus élémentaire n'est pas un processus en soi, mais le processus en rapport avec une situation conflictuelle pouvant aller jusqu'à l'impasse.

Tout s'éclaire désormais : l'échec thérapeutique de l'hypocondrie, loin d'être un accident, est la forme précise que prend l'impasse dans une pathologie issue de l'impasse et qu'il faut penser comme telle. Ce qui, pour la première fois, laisse apparaître la possibilité d'une action thérapeutique adéquate.

Par le soin extrême accordé à sa construction, où le plaisir de penser en accompagne chaque mouvement, ce livre se présente malicieusement comme un lasso dont on suit peu à peu la mise en forme, avant l'élan final de la capture de l'objet. Et il ne s'agit pas non plus d'une pensée qui se referme sur elle-même mais d'une ouverture inespérée où la pensée et l'objet se déploient librement, pour envisager, par exemple, que le phénomène d'hypocondrie puisse se retrouver en dehors de son association, ici développée, avec la paranoïa.

M. Sami-Ali
Professeur Emérite à l'Université Paris VII
Directeur du Centre International de Psychosomatique

INTRODUCTION

Aussi complaisamment décrite que peu interrogée, aussi diversement controversée que peu expliquée, aussi scandaleusement impossible à traiter que peu théorisée, l'hypocondrie est énigme. Ou plutôt, notion d'une «inquiétante familiarité». Evidence et question mêlées, conjuguant trop plein d'extension et trop peu de compréhension.

Evidence d'abord. Syndrome ubiquitaire aussi vieux que le discours médical dont elle se trouve être l'un des plus anciens termes, reconnue par Hippocrate, dénommée par Galien, l'hypocondrie paraît dotée d'une totale transparence, d'une sorte de compréhension immédiate, subsumable sous la figure d'un Argan, malade imaginaire. Terme pour lequel la compréhension du sens commun semble donc suffire, d'une suffisance aveuglante à chercher du côté d'une proximité spatiale et temporelle en termes de «partout» et de «toujours là».

Question ensuite. Si, fait remarquable, l'hypocondrie n'a pratiquement jamais été l'objet d'une définition très précise, son évidence est vite battue en brèche dès que l'on se trouve face à un sujet pour qui «avoir mal» et «croire à l'atteinte corporelle» sont la plainte essentielle qui occupe toute sa vie. Et, lorsque l'on invoque, pour situer cette plainte, les cadres conceptuels de l'hystérie, de la dépression ou de l'expérience délirante[1] on ne peut qu'être frappé par l'écart qui sépare les hypocondriaques des hystériques, des dépressifs ou des délirants.

En fin de compte, conforme à sa signification banalisée qui, schématisant à l'excès le contenu de la réalité clinique, en fait une catégorie anonyme du typique -la «maladie imaginaire»-, l'hypocondrie ne prend alors de statut qu'en négatif, par ce qu'elle permet d'éviter : manque d'élaboration,

---

[1] Voir C. V. FORD, *The Somatizing disorders*, p. 76, sq. New York, Elsevier Biomedical, 1983.

défense contre la psychose, équivalent dépressif. En somme, tout ce qui renforce la transparence, de sorte qu'on ne voit à travers elle qu'autre chose qui aurait pu être et qui n'est pas.

L'hypocondrie : entre manque de définition et définition par le manque, entre carence de pensée et pensée de la carence. Comme si le caractère «d'évidence» empêchait de soulever les vraies questions...

Peut-on vraiment placer sous la même «étiquette» le schizophrène paranoïde au cœur double, le paraphrène au corps investi d'ennemis innombrables, le mélancolique négateur, le paranoïaque persécuteur de médecins, le sujet «arganique» atteint de «névrose» hypocondriaque ? Qu'est ce qui singularise l'hypocondrie en tant que problématique ? Comment penser la résolution des contradictions qui lui sont inhérentes comme au concept plus général des névroses actuelles ? Quel contenu positif donner à une désignation entièrement négative, réalité créée par un système de pensée normatif ? Autant de questions sans réponse, qui désignent un vide théorique.

Face à cette situation, issue d'un empêchement de penser qui renoue avec une vieille tradition de l'enfance -plutôt se voiler les yeux que de reconnaître l'inexactitude de la «théorie sexuelle»-, le psychanalyste dispose de plusieurs possibilités : interroger l'expérience clinique qui ne dit rien tant qu'on ne lui pose pas des questions précises ; recourir à l'histoire en vue de saisir le mouvement d'objectivation et non seulement son produit ; réfléchir enfin sur le fondement métapsychologique d'un processus dont il aura auparavant déterminé les modalités. C'est ce que nous avons tenté de faire dans les pages qui suivent, notre propos étant de dire, aussi complètement que possible, comment penser l'hypocondrie.

QUESTIONS ET PROBLEMES

- Première partie -

Si le «retour du corps» et le «retour au corps» constituent depuis deux décades le centre d'intérêt convergent de moult travaux psychiatriques et psychanalytiques, occasion de recherches et de communications ayant en commun d'osciller entre apologie et dépréciation, soit deux formes opposées de fétichisation, force est pourtant de constater que cette «conversion» ressemble étrangement à une diversion.

Plus simplement : c'est une théorie du corps qui fait défaut. A connaître aujourd'hui une trop grande fortune, à être de ces mots poncifs qui font la mode, le corps est en effet une impasse de pensée. Evidence installée, figure totalitaire et idéologique sans espoir de pouvoir ne pas être une pensée, il est passé au rang de ces thèmes obligés qui, formant l'obsession dépressive d'une culture, éloignent la pensée de découvrir ses centres. Il est utilisé, dans la plupart des cas, dans une acception vague et extrêmement diffuse. C'est bien là une preuve de carence théorique. D'ailleurs, «corps» n'est en rien un concept freudien nettement dégagé et bien délimité.

Mais en l'absence d'un statut théorique du corps dans un système exclusivement conçu en termes d'appareil psychique, la difficulté réside d'abord dans la pérennisation du modèle freudien de somatisation, toujours utilisé, jamais interrogé, qui oppose et unit actuel et névrotique. Elle est ensuite dans l'utilisation paradigmatique de l'hystérie à laquelle ramènent invariablement les interrogations contraignantes en provenance du corps : modèle, elle permet au prégénital l'extension du processus de conversion (Melita Sperling[2]) ; norme, elle permet à la somatisation des conceptions multiples en termes privatifs (Pierre Marty[3], Joyce McDougall[4]). Elle est enfin dans la marginalisation

---

2 Voir M. SPERLING. *Psychosomatic Disorders in Children.* New York, Jason Aronson, 1978.

3 Voir P. MARTY. *L'ordre psychosomatique.* Paris, Payot, 1980.

4 Voir J. Mc DOUGALL. *Plaidoyer pour une certaine anormalité.* Paris, Gallimard, 1978.

conséquente de tout un champ clinique, théorico-pratique, tenu pour frontalier car relié à l'actuel : psychosomatique, psychomotricité, thérapies de psychose semblent inintégrables. Paradoxe d'une pensée qui, simultanément, conçoit le somatique comme une sorte d'étai et comme un négatif.

Fondatrice et constitutive d'une part, marginale et frontalière d'autre part, enfouie et recouverte enfin, la question du corps en psychanalyse, bien loin de se résoudre à un problème interne devant s'interroger seulement de l'intérieur comme partie intégrante d'un système achevé, constitue donc aussi l'affrontement nécessaire à une problématique que l'on doit repenser. Les questionnements ici sont multiples : définition caduque et fort peu cohérente d'un somatique conçu comme centre et extérieur, impossibilité de prendre pour modèle l'hystérie qui, loin d'être une névrose «pure», déborde régulièrement le plan conversionnel[5], coexistence fréquente, au plan de la clinique, de symptômes engageant le corps sur plusieurs plans. Fragilité extrême d'un cadre de pensée.

Si la psychanalyse, pensée de l'hystérie à réinterroger, paraît être le seul cadre de référence intégrant aujourd'hui clairement l'hypocondrie, cela ne peut se faire sans une réflexion mettant à la question, de façon radicale, le modèle freudien de somatisation. Quels postulats l'orientent ? Qu'objective-t-il en fait ? En procédant ainsi, sans s'enfermer jamais dans un système tout fait, une problématique nouvelle peut advenir, s'ouvrant, hors préjugé de toute dichotomie, à penser le psychique comme le somatique.

---

5 Voir M. SAMI-ALI. *Penser le somatique*, pp. 32-61. Paris, Dunod, 1987.

CHAPITRE I : QUESTIONS.

Internes autant qu'externes, de sorte que la clinique puisse être interrogée sans être prisonnière d'une option théorique. Au lieu de prolonger une démarche antérieure tributaire du seul système freudien, elles doivent donc affronter toutes les problématiques, toutes les contradictions, tous les vides théoriques. Travail du négatif, travail contre-inductif. Travail briseur de cercle dont les linéaments peuvent être découverts dans la littérature en faisant jouer entre elles les différentes données et les difficultés qu'elles semblent engendrer. Travail de repérage des points restés aveugles.

Patchwork de considérations amalgamées souvent plus descriptives qu'explicatives, véritable habit d'Arlequin fait de pièces hautement bigarrées mêlant aux réflexions sur les névroses actuelles des élaborations autour du narcissisme, les différentes lectures faites de l'hypocondrie ne manquent pas de nous frapper d'emblée : discordance des couleurs, faiblesse des coutures... A les interroger et à les recenser, trois axes de recherche paraissent s'en dégager, comme trois lignes de force à problématiser :

1) Adjectif plus que substantif
2) Problème plus qu'entité
3) Désignation négative plus que contenu positif,

l'hypocondrie demeure quasi inexplorée.

1. Adjectif plus que substantif.

Evidence liminaire : réalité clinique incontestable, toujours indissociable du contexte médical, il est douteux et improbable, qu'au plan nosographique, l'hypocondrie soit une et trouve facilement place. Elle ne constitue pas une entité précise qui peut être vraiment diagnostiquée comme telle. Tout au plus désigne-t-elle une sorte d'assemblage tendant à regrouper divers tableaux cliniques valable uniquement en termes descriptifs, jamais étiologiques, faisant ressortir la même excessive préoccupation par le corps vécu comme malade.

Dépression masquée, spleen, mélancolie : depuis Hippocrate, la pratique médicale ne manque pas en effet, qu'elle soit sans distinction le fait du spécialiste ou du généraliste, de rencontrer sans cesse l'hypocondriaque. Notons qu'en général cette rencontre se fait à l'insatisfaction commune et partagée des soignants impuissants comme des «soignés» plaintifs. Fil directeur majeur dans sa ténuité que cette constellation d'affects négatifs qui scande une séquence toujours réitérée. Car de l'extrême confiance -«on m'a parlé de vous, il n'y a que vous qui pouvez quelque chose»-, le patient, soupçonneux, passera à la méfiance -«vous croyez que votre traitement fera quelque chose ?»- pour annuler toute foi à l'entrevue suivante -«je suis plus mal qu'avant»-. On en arrivera alors à l'échange excédé de mauvaises humeurs, prélude à un rejet sur un possible ailleurs. Hypocondrie-climat, à la croisée de l'altération et de l'altérité. Mais qu'est-ce que l'hypocondrie au-delà de ces réactions épidermiques ?

Entre définition phénoménologique et tentative d'approche plus séméiologique, la richesse hésitante de la littérature laisse subsister le problème entier. Pathologie de symptômes ? Pathologie relationnelle ? La première perspective, qui est la plus usuelle, fidèle à la classique tradition médicale, objective des signes touchant un système clos : préoccupation exagérée de l'état de santé, subjectivité d'une plainte manquant pour s'appuyer du «poids du somatique», interprétation de l'altération par un processus menaçant simpliste, retrait de l'intérêt pour le monde extérieur, vécu de catastrophe et de tension interne. Tourné vers l'intérieur de son corps douloureux, le personnage décrit comme hypocondriaque, enfermé en lui-même et existant en soi, est ici avant tout à l'écoute des messages, même les plus contingents, de sa cénesthésie. Puis il les interprète dans un sens négatif. Opposée point par point à cette première approche intra-psychique, la seconde perspective est, elle, inter-psychique. Nulle définition n'est ici recevable si elle ne sous-entend un interlocuteur qui, pour être disert, muet ou psittacique, n'en est pas moins celui qui participe au drame. Partenaire obligé d'un couple indissociable qu'il forme, fort tragiquement, avec son médecin, le personnage décrit comme hypocondriaque est alors avant tout relation à autrui[6] .

Singulière relation à soi et/ou à l'autre ? Cette bipolarité se retrouve curieusement à bien d'autres niveaux, paraissant souligner de façon insistante combien l'hypocondrie a sans doute partie liée avec l'ambiguïté sinon avec le double. Double causalité, biologique ou mentale : majeure ou mineure, délirante ou simple, elle défie ainsi jusqu'à aujourd'hui toute tentative unitaire d'approche tant nosographique qu'étio-pathogénique. Double enracinement, entre corps et langage : elle demeure ainsi jusqu'à aujourd'hui l'objet de débats et de controverses entre organogenèse et psychogenèse, maladie authentique et simple thématique, délire constitué et cénestopathie. Incompréhensible et inclassifiable. Alternativement névrose ou psychose. Point d'étonnement donc que l'hypocondrie soit en fait présente à divers degrés dans le champ entier psycho-pathologique au point d'en sembler le noyau central tout en s'y noyant comme vraie entité. Centre et périphérie.

Mais dans tous les cas, qu'elle soit rejetée comme entité propre[7] ou considérée comme mal iatrogène de toute culture médicalisée[8], elle reste exemplaire des rapports possibles reliant entre eux soma et psyché et inséparable d'un rapport au

---

[6] Voir H. MAUREL. «Actualité de l'hypocondrie», pp 7-124 in *Rapport de psychiatrie au 73ème congrès de psychiatrie et neurologie de langue française*. Paris, Masson, 1973.

[7] Voir N. GREENFIELD, R. ROESSLER. «Hypocondria : a new conception of the problem», *Journal of Mental Disease*, 126 n°5, May 1958.

[8] Voir F.E. KENYON. «Hypochondriasis : a survey of some historical clinical and social aspects», pp. 308-334, *International Journal of Psychiatry*, 2, 3, 1966.

monde empruntant le corps comme apparent support[9]. Ainsi s'établit une première question : configuration porteuse d'affects, l'hypocondrie est-elle demande insatisfaite ou éventuelle véritable étiquette ?

Cette question ne peut admettre une réponse directe et univoque. Elle suppose en effet la possibilité d'isoler un processus unique sous-jacent ou, tout au moins, d'induire une conception précise qui aurait la vertu d'être unificatrice. Or la littérature montre que ce requisit majeur ne peut être rempli. Témoin le recensement que Kenyon effectuait, dans un très bon article de 1966[10], des usages possibles du terme «hypocondrie», au nombre de 18. Toute validité se trouve ainsi ôtée à une conception d'abord nosographique.

> «Synonyme de la folie, un trouble psychologique dû à un désordre du tractus digestif, une forme de simulation, une préoccupation corporelle, ou de la santé psychique, un trait de personnalité, un mécanisme de défense, une manifestation névrotique apparaissant dans le prolétariat, un équivalent de l'anxiété, une névrose actuelle, quelque chose de proche de la dépersonnalisation et de la neurasthénie, une forme d'hystérie apparaissant seulement chez l'homme, un état transitoire entre l'hystérie et psychose, une entité clinique en soi, un symptôme qui apparaît dans tous les syndromes psychiatriques en particulier dans la dépression, une forme de début de schizophrénie, une forme de la cénestopathie, une partie des psychoses symptomatiques ou exogènes».

A quoi il faudrait sans doute ajouter le malade fonctionnel ou psycho-fonctionnel, la dystonie neurovégétative et même les malades dits psycho-somatiques.

De cette polysémie découle l'impossibilité totale et radicale que l'hypocondrie soit dotée a priori d'une spécificité nosologique en soi, impossibilité d'autant plus renforcée que

---

9 Voir H. EY. «Etude n°17 : l'hypocondrie» *in Etudes psychiatriques. Tome II*. Paris, Desclée de Brouwer, 1950.

10 Voir F..E. KENYON. «Hypochondriacal states», pp. 1-14, *British Journal of Psychiatry*, 129, 1976.

s'accroît constamment dans notre société la place du discours médical. Historiquement d'ailleurs ce recours au médecin vient prendre le relais du recours au clergé, passage dont il n'y a nullement à s'étonner, selon le mot de Freud voyant dans ce changement l'abandon d'un vêtement dit démonologique au profit d'un habit qui n'est que «déguisement». Dans cette perspective, à la suite de Kenyon, le trop plein d'extension du terme «hypocondrie» justifie sans conteste qu'il soit abandonné et que soit conservée sa seule forme adjective dont le profond mérite est d'être descriptif. L'examen consciencieux de la littérature illustre bien cette proposition : nous avons relevé 27 usages courants du qualificatif «hypocondriaque» dont la répartition s'opère sur trois grands axes selon qu'il se situe au plan sémiologique (névrose, psychose, caractère, délire, constitution, syndrome, symptôme), phénoménologique (présentation, recours, forme, idée, préoccupation, thème, inquiétude, doléance, plainte, composante, dimension, épisode, péripétie, trouble, tendance, état, phénomène, complexe) ou même ontologique (travail, drame). Adjectif plus que substantif, l'hypocondrie est donc une notion transversale. Toute tentative visant à une réduction symptomatique s'est ainsi régulièrement heurtée à l'évidence, au plan nosographique, de son extravagance : aussi continue-t-elle toujours de circuler comme l'étranger pour qui l'on garde une place à la table de l'hystérie, de la dépression, de la psychose ou de la névrose actuelle.

Faute d'être une entité repérable comme telle, ou faute d'une unité au plan étiologique, l'hypocondrie en tant qu'elle est un assemblage de tableaux référant à diverses affections, ne peut-elle pas pourtant trouver une unité valable exclusivement au plan d'une description ? N'est-elle pas, par exemple, demande insatisfaite présente en maints contextes ? Peut-être est-ce en effet dans les mots de la plainte et dans l'ambivalence d'une demande de soins dont le trait unitaire est d'être refusée qu'apparaît réellement une spécificité, plus que dans tout essai d'une définition étio-pathogénique ou même nosologique. Si Freud n'a pas creusé cette articulation, il en a cependant tracé deux directions très significatives dans le style singulier de rapport à autrui qu'entretient le sujet dit hypocondriaque : une culpabilité retournée, d'une part (libido objectale), une attaque projetée tant contre soi que l'autre, d'autre part (libido narcissique). Destruction impossible, guérison impossible. Que la plainte soit bien ce qu'il faut prendre en compte, nul doute à écouter les différents auteurs dans leur obstination à vouloir la situer dans son analogie structurale essentielle avec d'autres pathologies relationnelles : le couple mélancolie-manie (K. Abraham, P. Fedida[11,12], S. Ferenczi[13], S. Freud[14], M. Klein[15,16], la paranoïa (K. Abraham, M. Klein, V. Tausk[17], la névrose obsessionnelle (S. Freud). Malgré la variété des contextes cliniques, l'unité du discours fait l'unanimité.

De ce frappant contraste naît un embarras de classification dont témoigne la divergence profonde entre les opinions. L'hypocondrie serait, pour certains, psychotique

---

[11] P. FEDIDA. «Une plainte restée en souffrance», *Psychologie Médicale*. Paris, 7, 4, 1975.

[12] P. FEDIDA. «L'anatomie dans la psychanalyse», *Nouvelle Revue de Psychanalyse*. Paris, 3, 1971.

[13] S. FERENCZI. «La psychanalyse des troubles mentaux de la paralysie générale» *in Œuvres complètes*. Tome III. Paris, Payot, 1968.

[14] S. FREUD. «Deuil et mélancolie» *in Métapsychologie*. Paris, Gallimard, 1968.

[15] M. KLEIN. «Contribution à l'étude de la psychogenèse des états maniaco-dépressifs» *in Essais de psychanalyse*. Paris, Payot, 1968.

[16] M. KLEIN. «Le deuil et ses rapports avec les états maniaco-dépressifs» *in Essais de psychanalyse*. Paris, Payot, 1968.

[17] V. TAUSK. «De la genèse de «l'appareil à influencer» au cours de la schizophrénie» *in Œuvres psychanalytiques*. Paris, Payot, 1975.

(H. Maurel[18]). Pour d'autres, personne n'échappe, de façon passagère, à quelque inquiétude de cette dimension (H. Ey[19]). Certains en parlent en termes de névrose dépassée ou de dernier rempart précédant la psychose. D'autres enfin, plus prudents, affirment que le thème ne saurait préjuger en rien de la structure. Cet embarras tient probablement en partie à ce fait remarquable que le discours usuel de l'hypocondriaque n'est autre qu'une subversion du discours médical. Les commentaires abondent qui montrent la confusion du discours médical sur l'hypocondriaque et du langage propre tenu par ce dernier[20]. L'unité du discours de l'hypocondriaque amènerait-elle en fait à ce jeu de miroir que le médecin parfois s'imagine y déceler une unité taxable de nosologique alors que l'unité constante et essentielle est celle qu'il lui fournit sans vraiment le savoir ? Le terme «d'observation» d'ordinaire «médicale» ne serait pas alors affaire de sens unique. Unité d'un discours ? d'un partenaire doublé ? L'approche, dans les deux cas, demeure descriptive. Face à cette perspective hautement insuffisante, demandons-nous aussi si la psychanalyse propose une théorie qui soit explicative de l'origine des troubles chez l'homme qui se plaint d'une atteinte corporelle.

Sur ce point très précis, sachons reconnaître notre ignorance. A comparer entre eux les différents niveaux, niveau descriptif et niveau explicatif, force est de constater qu'il existe un décalage majeur : pléthore de descriptions et manque d'explication signent la difficulté de fixer très nettement le statut théorique de l'hypocondriaque. Ce que la

---

[18] H. MAUREL. «Actualité de l'hypocondrie», pp. 7-124 *in Rapport de psychiatrie au 73ème congrès de psychiatrie et neurologie de langue française*. Paris, Masson, 1973.

[19] H. EY. «Etude N°17 : l'hypocondrie» *in Etudes psychiatriques*. Tome II. Paris, Desclée de Brouwer, 1950.

[20] J. COTTRAUX. «L'hypocondriaque et le médecin imaginaire ou le corps médical face au corps malade» *in Psychothérapies médicales*. Tome II. Paris, Masson, 1976.

théorie analytique apporte c'est avant tout un éparpillement polymorphe de mots et de notions qui appellent, sans ordre, l'Œdipe, la castration, la culpabilité, le sado-masochisme, l'analité aussi, le morcellement parfois, surtout le narcissisme, l'oralité enfin. Ce kaléidoscope emprunte, qui plus est, ses accents, quelquefois de façon très directe, à l'hypocondrie même qu'il tente d'expliquer. Mais la psychanalyse abandonne à une imprécision nébuleuse, le très strict problème de la pathogénie, renvoyé bien souvent à des tautologies : «complaisance somatique des organes» (S. Freud), «tonus libidinal propre à chaque organe» (V. Tausk), «facteur physiologique encore inconnu» (O. Fenichel). Reconnaissons pourtant le double apport freudien. L'hypocondrie donne lieu chez Freud à une vision que l'on peut résumer de la façon suivante : énergétique, économique, cumulative et quantifiante. Quant au choix de l'organe réputé douloureux, il convoque la notion d'érogéneité et s'explique par l'investissement libidinal de la partie algique vécue comme pénis.

Qu'elle soit celle de Freud ou de ses successeurs, la théorie analytique permet, en toute priorité, une compréhension du contenu des fantasmes. Fantasmes qui apparaissent dans le mode singulier qu'a l'hypocondriaque de vivre son corps propre, grâce auxquels nous pourrions tenir pour révocable la sentence freudienne refusant à l'actuel toute «signification»[21] qui soit d'ordre «psychique». Problème, donc. Plus qu'une explication vraiment pathogénique, ce que la théorie analytique présente est une autre version du texte à déchiffrer que l'hypocondriaque s'évertue à clamer, une explicitation vaguement compréhensive de l'expérience vécue par l'hypocondriaque. Hystérisation par la psychanalyse de toute pathologie hors de son champ d'action ? Insuffisance peut-être de la psychanalyse, capable de définir le contenu

---

21 S. FREUD. *Introduction à la psychanalyse*, p. 365. Paris, Payot, 1973.

des fantasmes, à en saisir la forme, les modifications ? Ainsi l'idée centrale est-elle que, chez bon nombre d'hypocondriaques, en particulier ceux pour qui la zone malade concerne l'abdomen et parfois le thorax, sont en jeu d'importants fantasmes de grossesse. Position qui, de plus, paraît inconciliable avec les considérations freudiennes sur le pénis tenu pour prototype de l'organe malade. A moins, comme F. Perrier, de faire un amalgame, qui parle «d'enfant-phallus engrossé de lui-même»[22]. Point de vue intéressant, mais fort peu éclairant. Plus important peut-être est celui d'Anna Freud qui proposait de voir en l'hypocondriaque comme un enfant malade voulant influencer sa mère par ses symptômes et par sa maladie[23]. Description objective d'une nosophobie ? Reconnaissance prudente de sensations algiques purement subjectives ? Recherche d'explication, de signification, d'une relation étrange et très paradoxale entre deux partenaires ? La question reste entière.

2. Problème plus qu'entité.

Evidence seconde : désignation transverse aux usages multiples, tantôt psychogénique, tantôt iatrogénique, sociogénique aussi, il est absolument sûr qu'au plan d'une réflexion strictement théorique, l'hypocondrie demeure figure problématique. Elle soulève plus de questions qu'elle n'apporte de réponses pouvant être tenues pour de vraies solutions. Tout au plus désigne-t-elle une sorte de complexe mettant à la question les principes essentiels qui régissent la pensée dans sa logique formelle : ubiquité, ambiguïté, contradiction imposent que l'on tienne compte d'une complexité, renvoyant dos à dos dogmes et conformismes.

---

22 F. PERRIER. «Psychanalyse de l'hypocondriaque» *in La chaussée d'Antin-Antienne*, p. 241. Paris, 10/18, 1978.

23 A. FREUD. «Le rôle de la maladie somatique dans la vie psychologique des enfants», *Revue Française de Psychanalyse*. Paris, 21 n°5, 1957.

Ubiquité d'abord sous, pour le moins, trois formes. La première, qui s'exprime dans la littérature par des termes divers comme articulation, période «pré-psychotique» ou «noyau actuel», donne à l'hypocondrie une position charnière. C'est de cette position qu'à plusieurs reprises l'œuvre de Freud témoigne, fidèle sur ce point à l'évolutionnisme qui guide sa démarche en procédant toujours du simple au plus complexe. Ainsi insère-t-il une note en bas de page dans le texte consacré au Président Schreber :

> «Je ne saurais tenir pour valable aucune théorie de la paranoïa qui n'impliquerait pas les symptômes hypocondriaques presque toujours concomitants de cette psychose. Il me semble que la relation de l'hypocondrie à la paranoïa est la même que celle de la névrose d'angoisse à l'hystérie»[24]. A quoi il ajoutera en 1914 : «J'ai déjà dit une fois que j'inclinais à ranger l'hypocondrie à côté de la neurasthénie et de la névrose d'angoisse, comme troisième névrose actuelle. L'on ne va vraisemblablement pas trop loin en se représentant qu'un petit élément d'hypocondrie participe régulièrement aussi à la formation des autres névroses»[25].

Bien plus qu'un état, l'hypocondrie indique ici un terme de référence porteur de rapports : à son propos, tout se passe comme si s'établissait entre toutes les pathologies une sorte de structure quasi de parenté. Façon peut-être de voir en elle surtout le moment de l'entrée dans une maladie ? C'est vrai si l'on en croit tous les mots qui la peignent comme modification d'un *statu quo ante*, dimension d'un changement dont Freud a souligné le vécu dramatique à propos de Schreber : le retrait de la libido du monde externe reçoit la proportion d'une «catastrophe interne» que seule peut subsumer l'idée de fin du monde.

---

24 S. FREUD. «Le cas Schreber» *in Cinq psychanalyses*, p. 303, note 2. Paris, P.U.F., 1954.

25 S. FREUD. «Pour introduire le narcissisme» *in La vie sexuelle*. Paris, P.U.F., 1969.

La seconde, qui renvoie à une définition privilégiant l'aspect «pathologie de symptômes», soit l'aspect d'un syndrome touchant un système clos, donne à l'hypocondrie la position unique d'être coextensive à toute pathologie. A la façon de l'image du corps, elle semble être partout où il y a un manque dans un des processus qui doivent aboutir, soit à la création d'une identité propre (je suis quelqu'un), soit à celle d'une identification sexuée (je suis quelqu'un, un homme ou une femme). Aussi voit-on rôder l'ombre hypocondriaque chaque fois qu'un symptôme, psychique ou somatique, entame l'intégrité de cette image du corps. L'hystérique questionnant sans fin son Moi sexué (qui suis-je, un homme ou une femme?) ne manquera pas d'offrir ces algies polymorphes qu'inhibent et sa vie et sa sexualité. L'obsédé questionnant l'existence de son être (suis-je mort ou en vie ?) et pour qui le «sentir» représente un danger, préférera penser son angoisse profonde à travers une étude précise et minutieuse des moindres sensations qu'il vient à éprouver. Le mélancolique, lui, sur qui est retombée «l'ombre de l'objet» perdu qui était tant aimé, percevra l'intérieur de son corps comme mauvais, putréfié, parfois mort ou tout au moins absent. Le schizophrène verra de l'étrangeté partout s'agissant de son corps possédé par un autre en tout ou en partie et vécu comme ailleurs. Quant au paranoïaque, s'il souffre dans son corps, c'est qu'un persécuteur s'acharne à l'altérer en déployant sans cesse son ingéniosité. Tous cas pathologiques ne faisant, à la vérité, que reproduire par la caricature une prétendue santé dite normalité. Car qui peut échapper à ce genre d'inquiétude sur l'état de son corps, la corporéité ?

La troisième, qui donne à réfléchir sur la difficulté à tracer des limites entre un «complexe normal» dit hypocondriaque (H. Ey[26]) qui serait immanent à la nature humaine et des formes extrêmes franchement pathologiques, voit en l'hypocondrie une sorte de continuum dont la réalité

---

[26] H. EY. «Etude n°17 : l'hypocondrie» *in Etudes psychiatriques*. Tome II, p. 453. Paris, Desclée de Brouwer, 1950.

serait celle d'une structure psycho-pathologique de l'existence humaine. Chaque fois qu'une perception, voire une simple idée, concernant notre corps, se trouve interprétée comme ayant la valeur d'une lésion précise, on est devant un «thème» bien hypocondriaque. Ainsi en éprouvant une douleur banale, il arrive à chacun d'imaginer vaguement qui une altération du cœur ou du cerveau, qui un empoisonnement par une constipation. L'hypocondrie ici dit le mystère du corps dont la fragilité nous saisit «aux entrailles». Ce qui touche aux viscères, aux fonctions organiques, aux actes médicaux, à la peur de la mort éveille en conséquence chez tous un vif émoi, profonde résonance d'un narcissisme «primaire». Par quoi il faut entendre comme une toile de fond, conscience de soi première comme matière somatique, condition et compagne de toute réalité qui pèse de tout son poids sur notre vie psychique et l'attire sans cesse vers l'angoisse somatique par la constitution d'images catastrophiques. Sans doute est-ce par là que fondamentalement l'hypocondrie rejoint le difficile problème posé par l'anxiété, dont elle ne constitue qu'un des aspects peut-être. Structure de l'existence passée forme d'existence ?

Ambiguïté ensuite dont le mode essentiel réside en un débat vieux du XVIIème siècle et qui pose la question d'une légitimité d'une distinction binaire entre deux affections, selon que sa forme est «mineure» ou bien «majeure». Repris deux siècles après au plan nosographique, le débat se schématise comme suit : ne peut-on pas parler de deux hypocondries, l'une «avec conscience» ou «simple» ou «névrotique» et l'autre «délirante», «psychotique», «vésanique», ou bien faut-il admettre l'unité d'un syndrome ? Cette question qui subsiste encore au XXème siècle (H. Codet[27]) a alternativement reçu les deux réponses, selon qu'elle se situait sur le plan théorique ou qu'elle correspondait au plan nosographique à une division clinique naturelle. Les critères

[27] H. CODET. «Les deux hypocondries» *in Mélanges* offerts à P. Janet. Paris, d'Artrey, 1939.

sont ici variables à souhait. Ainsi, pour Esquirol, doivent être mis à part les malades qui

> «se font illusion sur l'intensité de leurs souffrances, mais... ne déraisonnent pas, à moins que la lypémanie ne complique l'hypocondrie».
> Foville maintient aussi la même distinction :
> «Il ne veut pas, écrit Cotard, que l'on confonde les hypocondriaques lucides avec les hypocondriaques aliénés, l'hypocondrie proprement dite avec le délire hypocondriaque».
> Sous condition toutefois que, pur critère social, l'aliénation puisse être argument suffisant :
> «Que des gens atteints d'un délire de persécution peu intense, d'un léger degré de dépression mentale... et de tant d'autres états de trouble mental évident seulement pour le médecin, sont dans le même cas que l'hypocondrie ! Pour nous, il n'y a pas de différence nosologique : l'hypocondrie est un prélude, une forme atténuée, mais elle est vésanique aussi bien que le délire hypocondriaque de la folie confirmée[28]».

Vigoureuse profession de l'hypocondrie une sur fond d'une éternelle double polarité.

Que son unicité soit clairement affirmée par Freud, par Cotard, par Pinel ou par Ey, toujours orientée vers le versant psychotique, n'empêche pas, dans le même temps et chez ces mêmes auteurs, un discours ambigu lourd d'une dualité. Henri Ey, par exemple, choisit le singulier en guise d'intitulé de sa fameuse étude n°17 : «Hypocondrie». Il distingue pourtant deux grands tableaux cliniques, classiquement répartis en deux hypocondries, «*minor*» et délirante, fonction de la structure à laquelle elles s'intègrent. Sous des présentations diverses du même phénomène dit hypocondriaque, en dépit de niveaux et de disparités de «fond» ou de «terrain», tout se passe donc comme si un thème délirant, qu'il soit de jalousie, grandeur ou influence, constituait un mode de se situer-au-monde exposant une certaine homogénéité. De parole, d'écoute, de relations à l'Autre. Même bi-polarité dans les textes de Freud. Si dans

---

28 J. COTARD. *Etude sur les maladies cérébrales et mentales*. Paris, Baillière, 1891.

aucun d'entre eux il n'est fait allusion à une quelconque scission entre deux formes différentes possibles d'hypocondrie, si toujours et partout il la nomme névrose -par quoi nous entendons régulièrement psychose puisque, jusqu'environ vers 1924, les «névroses narcissiques» sont les psychoses chroniques- bref si elle est noyau de la paraphrénie, les notations multiples qu'il en donne ont pourtant imprégné d'un double écueil majeur la recherche à venir : celui d'un trouble actuel, purement somatique, qui fera de l'hypocondrie «une névrose actuelle», névrose actuelle d'organe ; celui d'une régression au narcissisme primaire, retrait libidinal sur un pur moi-organe et qui la rangera dans le champ des psychoses.

Que l'hypocondrie soit une névrose actuelle autant qu'une affection taxée de narcissique est certes difficile à se représenter et Freud n'a jamais tenté d'en produire une théorisation plus cohérente. Peut-être est-ce le point de vue de la thérapeutique qui le détermina vers ce plan de l'actuel dans la mesure où, comme ses successeurs, il sut vite que l'analyse s'y révélait stérile. Nous connaissons d'ailleurs un échec fameux de l'analyste Freud : celui de *«L'homme aux loups»* qui présenta, plusieurs années après son analyse, une évolution franche et nette vers la psychose à thème précisément très hypocondriaque. Mais notons bien aussi que cette ambiguïté, jamais solutionnée et toujours prolongée, est le point de départ des interprétations qui ont essentiellement l'allure d'un compromis. La thèse de Fenichel en est un bon exemple qui en fait un concept nosologique limite entre névrose actuelle et psychose chronique (!) :

> «L'hypocondrie est une névrose d'organe dont le facteur physiologique est encore inconnu» ; «Elle peut être provoquée par un hyperinvestissement libidinal des représentations d'organes primaires (dans les psychoses) ou bien par des manifestations organiques primaires d'un état de blocage (dans les névroses actuelles)[29]».

---

29 O. FENICHEL. *La théorie psychanalytique des névroses*. Paris, P.U.F., 1974.

De cet investissement d'une représentation à une perturbation touchant l'image du corps[30], l'hypocondrie risque de se voir transformée en névrose hystérique par l'allusion prégnante à une fantasmatique. Même si l'on admet qu'elle renvoie toujours aux premiers stades du Moi sous sa forme corporelle : une telle hypocondrie n'a vraiment rien d'actuel, qualité maintenue par Freud jusqu'au bout, c'est-à-dire justement carence de fantasme.

Contradiction, enfin, liée au «statut» que l'hypocondrie a dans le système freudien, à la fois le reflet et l'effet de la conception même d'un registre de l'actuel, elle-même solidaire d'une théorie qui, se proposant de considérer et d'élaborer l'importante question des somatisations, présente un modèle à deux dimensions fondé avant tout sur l'opposition du psychonévrotique et de ce qui est actuel. Qualifié très pertinemment par M. Sami-Ali de bidimensionnel[31], ce dernier consiste à admettre qu'à l'opposé des symptômes psychonévrotiques qui, toujours, renvoient au refoulement, à l'échec du refoulement et au retour du refoulé, éventuellement par voie somatique, les symptômes présents dans les névroses actuelles (hypocondrie, névrose d'angoisse, neurasthénie) résultent, sans médiation, des possibles perturbations du métabolisme sexuel dont ils traduisent, sans rien signifier, la diminution ou l'augmentation. Ce sont, dit Freud, en les évoquant fort diversement sous la forme de

> «lourdeur de tête, sensation de douleur, irritation d'un organe, affaiblissement ou arrêt d'une fonction»[32],

des symptômes dépourvus de sens et de toute signification. A l'encontre du sens primaire des symptômes psychonévrotiques, ils ne peuvent avoir en tout et pour tout qu'un sens secondaire, acquis après coup, et ne donnant pas le

---

30 P. SCHILDER. *L'image du corps*. Paris, Gallimard, 1968.

31 M. SAMI-ALI. «Penser le somatique», *Nouvelle Revue de Psychanalyse*. Paris, 25, 1982.

32 S.FREUD. *Introduction à la psychanalyse*, p. 365. Paris, Payot, 1973.

branle au processus de formation symptomatique, ce qui les éloigne fondamentalement de toute symbolique d'ordre étiologique. Partant, les symptômes actuels sont donc, pour Freud, entièrement corporels,

> «non seulement dans leurs manifestations (tel est également le cas des symptômes hystériques, par exemple), mais aussi quant aux processus qui les produisent et qui se déroulent sans la moindre participation de l'un quelconque de ces mécanismes psychiques compliqués que nous connaissons»[33]

Mais voyons plutôt le moment critique où, inaugurant les complications, se pose la question de savoir comment s'articulent l'actuel et le névrotique. C'est sa conception évolutionniste qui fournit à Freud le maillon manquant : l'actuel précède le névrotique comme les minéraux les roches granitiques, selon une loi toute transformiste où les éléments vont se compliquant. Il existe ainsi,

> «entre les symptômes des névroses actuelles et ceux des psychonévroses, une relation intéressante et qui fournit une contribution importante à la connaissance de la formation de symptômes dans ces dernières : le symptôme de la névrose actuelle constitue souvent le noyau et la phase préliminaire du symptôme psychonévrotique»[34]

Formule élégante et intéressante dont l'orientation surtout théorique montre à l'évidence que cette conception doit son existence à quelques soucis touchant au plus près la nosographie et peut-être aussi la pathogénie, mais qui, à l'encontre de la raison, recèle une invraisemblable contradiction. Si la sexualité dans les névroses actuelles est en effet celle, génitale, de l'adulte, elle est au contraire, dans le névrotique, celle, prégénitale, de l'infantile. Mettre l'actuel avant ce dernier revient ainsi, en inversant l'ordre de la chronologie, à mettre étrangement l'adulte avant l'enfant ! Cette contradiction inhérente à sa conception ne fut pas

---

33 *Ibid.*, p. 365.
34 *Ibid.*, p. 368.

ignorée de Freud, qui va jusqu'à la désigner de «lacune disgracieuse»[35] dans la théorie et reconnait que, de ses idées, rien de «cohérent» n'est, finalement sorti. Il a pourtant conservé cette distinction tout au long de ses réflexions, nous léguant ainsi, première et entière, l'aporie qu'entraîne cette dichotomie.

Bien évidemment il en est de même dans l'hypocondrie présentée par Freud comme préparant la paranoïa, élaboration d'une angoisse actuelle (donc génitale) fixée sur le corps, doublée d'une croyance que cela s'opère selon un schéma toujours linéaire allant du plus simple au plus compliqué. Or rien n'est moins sûr que l'hypocondrie soit en fait plus simple que la paranoïa, rien n'assure non plus que l'étiologie puisse être réduite au purement actuel... De cela témoignent les subtilités auxquelles recourent inlassablement les commentateurs de l'œuvre freudienne : pour n'être ni vue ni même repérée, la contradiction est neutralisée par une régulière pétition de principe, l'actuel y faisant fond sur le névrotique. Nunberg, à cet égard, est sans doute exemplaire citant le cas d'un homme qui, ayant pratiqué pendant un fort long temps le coït interrompu, présente une grande angoisse de nature corporelle.

> «Le malade ressentait dans tout le corps ce qu'un autre homme éprouve dans les organes génitaux lorsqu'il est sexuellement excité. Il identifiait tout son corps avec les organes génitaux... La peur de perdre des parties du corps correspondait inconsciemment à la peur de perdre les organes génitaux ; c'était donc de l'angoisse de castration. Par suite de la perturbation de la décharge des produits sexuels au moment du coït, il se produisait apparemment une accumulation libidinale qui s'étendit à tout le corps... Le moi se défendit contre les sentiments de douleur qui s'étaient ainsi constitués, à l'aide de l'ancienne angoisse de castration inconsciente, qui s'exprima alors dans les sensations et dans les craintes hypocondriaques»[36]

---

[35] Lettre à E. Jones, cité par celui-ci dans *Sigmund Freud*, II, pp. 502-503. London, Hogarth Press, 1955.

[36] H. NUNBERG. *Principes de psychanalyse*, pp. 196-197. Paris, P.U.F., 1957.

C'est donc l'angoisse ici qui explique le recours au coït interrompu, cause présumée de l'hypocondrie, et non le contraire : dans la seule logique du système freudien, la contradiction est incontournable.

3. Désignation négative plus que contenu positif.

Evidence dernière : question à double sens, terrible et doux supplice que s'administrent en vain malade et médecin en un jeu symétrique de formules négatives, l'hypocondrie présente cette caractéristique de tenir le discours de ses diagnostiqueurs. Elle est comme un écho du langage médical finissant par conclure que «ce malade n'a rien». Etrange désignation dont la forme négative se retrouve dans le champ de la psychanalyse pour maintenir l'actuel comme négativité, comme si le médical en constituait l'étai. L'hypocondrie dit-elle une idéologie dont le relais serait la pensée négative ?

L'essentiel du débat concernant tout l'actuel, réside, sur ce point très précis, dans la notion centrale de normativité dont deux modalités, complémentaires d'ailleurs, disent toute la prégnance sur le modèle freudien : utilisation paradigmatique de l'hystérie à laquelle ramènent invariablement les interrogations en provenance du corps, marginalisation conséquente de tout un champ clinique, théorico-pratique, tenu pour frontalier car relié à l'actuel. Négativité donc de toute névrose actuelle sur fond d'une positivité qui est représentée par la psychonévrose, laquelle ne cesse jamais d'être prise pour la norme quand même on s'en écarte, et cela à dessein. Rien d'étonnant à voir ainsi en conséquence, de la «névrose d'organe» de S. Ferenczi à «l'ordre psychosomatique» de P. Marty, quel que soit le moment de leur apparition, les théories du champ dit psychosomatique, référé d'ordinaire à l'actuel, rester étroitement liées à la névrose et en particulier à l'hystérie. De façon permanente et, à travers l'histoire, par des liens susceptibles d'une définition double : positive d'abord, qui formule le statut de modèle de la seconde par rapport aux premières (Dunbar, Alexander[37]) ; mais négative aussi, qui s'emploie à montrer l'existence de symptômes qu'on peut dire carentiels, qui prédisposerait aux somatisations, où la psychonévrose est prise comme seule norme quand bien même «il s'agit de fonctionnements en moins sans fonctionnements en plus» (P. Marty[38]). Manifestations négatives, moi défaillant, négativité générale des signes, évanouissement de l'élaboration mentale se succèdent pour donner lieu en fait à un tableau «en creux», se situant fondamentalement par rapport privatif et même déficitaire à l'organisation dite psychonévrotique. L'hypocondrie comme névrose actuelle est une réalité créée pour une bonne part par ce qu'on peut appeler ce système de pensée.

A quoi vient s'ajouter un lien privilégié, tôt souligné par Freud (1895) entre le vieillissement et les névroses actuelles, pensés comme preuves théoriques d'un ordre biologique conçu comme défaillant, et qui seraient deux formes de «l'affaiblissement». Fondé sur une pathogénie quantitative que Freud maintiendra en 1937, ce rapport éloquent entre la sénescence et la névrose d'angoisse -une autre direction prise par cette même angoisse qui, infléchie sur soi, donne l'hypocondrie- établit définitivement une stricte analogie qui est d'ordre statutaire :

> «Il est des hommes qui, comme les femmes, présentent un âge critique et font une névrose d'angoisse à l'époque où leur puissance diminue et où la libido augmente»[39]

Pas de doute possible sur l'origine du trouble : c'est une augmentation d'excitation sexuelle du fait de processus uniquement biologiques, et qui ne peut se résoudre soit du fait

---

37 F. ALEXANDER. *La médecine psychosomatique*. Paris, Payot, 1967.
38 P. MARTY. *L'ordre psychosomatique*, p. 59. Paris, Payot, 1980.
39 S. FREUD. «Qu'il est justifié de séparer de la neurasthénie un certain complexe symptomatique sous le nom de «névrose d'angoisse» *in Névrose, psychose et perversion*, p. 26. Paris, P.U.F., 1973.

d'une «insuffisance psychique relative» ou à la maîtriser ou à la décharger, soit du fait que le monde extérieur du moment s'oppose à son possible et réel écoulement alors qu'il «aurait pu continuer à accorder satisfaction à une revendication plus petite». Névrose ou psychose, intra ou extra-subjective, la perturbation reste quantitative : c'est une défaillance ou une insuffisance. De là à énoncer cette négativité comme caractérisant aussi l'hypocondrie, il n'y a guère qu'un pas, qui peut être franchi, en raison d'une fréquence très grande et manifeste d'une plainte «arganique» au cours du vieillissement. A la psychonévrose posée comme référence correspondrait alors une positivité représentée sans doute par l'homme adulte jeune, l'enfant, peut-être l'œuf, bref des idéaux, sociaux ou culturels, fondés sur la notion de productivité. Idéalisation d'une antériorité qui voue le temps pensé comme linéarisé à être, sans retour, œuvre de destruction !

De ce point de vue, il est important de noter que, comme le vieillissement, l'hypocondrie paraît ne pouvoir être vue que comme involution. Aux aspects signifiants, dans l'ordre du premier, d'une négativité constamment exprimée comme «perte», comme «déclin», «destruction» ou «faiblesse», font écho en effet, dans l'ordre de la seconde, ceux d'une altération constamment formulée comme question du sens d'une pure quantité, du manque et de l'absence de tout objet psychique. Qu'on en cherche les «causes» dans le monde extérieur, du côté du sujet ou dans la production d'une libido actuelle notablement accrue, tout semble se passer comme si était tarie la source du fantasme, donnant un vide psychique où s'engouffrent en même temps réalité du corps et celle du «socius». Car la pathogénie invoquée dans l'actuel comme abstinence sexuelle ou coït interrompu, si elle est avant tout absence de décharge, est également faillite du rapport à autrui, impossible rencontre et manque à jouir. D'où, dans une perspective strictement médicale, le projet de guérir, au moins idéalement, par correction active, actuelle et immédiate du facteur déclenchant dans la réalité.

> «Il s'ensuit de ce qui précède que ces névroses sont parfaitement évitables mais totalement incurables. La tâche du médecin est toute entière d'ordre prophylactique» (Manuscrit B) ou encore : «En pareil cas, le médecin va naturellement appliquer une thérapeutique actuelle en modifiant l'activité physique d'ordre sexuel et il a raison d'agir ainsi si son diagnostic est exact».

Façon de dire qu'il s'agit bien là d'une attitude connue typiquement médicale tendant à confirmer par la thérapeutique un diagnostic posé au plan étiologique sur la base classique d'une sémiologie. Façon de dire aussi que les névroses actuelles ne peuvent être maintenues et définies par Freud que par le surprenant recours au négatif dans une démarche qui n'est pas celle de l'analyse. Car à se soutenir d'une sémiologie s'effaçant sous l'action de la réalité, elles posent une sérieuse et importante question : celle d'une importation dans la psychanalyse d'un modèle fondateur qui lui est étranger. L'hypocondrie : prototype médical d'un manque ?

Le négatif lui est en effet comme substantiel. De façon générale, il n'y a pas, pour les névroses actuelles, de vraie définition qui s'avère recevable pour être distinctement qualifiable «d'en soi», sinon au plan clinique : ou elle est référence au psychonévrotique, triomphe d'une pensée entièrement négative, ou c'est le médical qui la caractérise, triomphe d'une pensée entièrement normative. L'hypocondriaque ajoute la remarquable particularité, dans l'un et l'autre cas, d'être la figure typique d'un sujet réputé «impossible à traiter». Objet de questionnements quasi inépuisables du fait d'une dimension de véritable énigme que constitue le corps souffrant dans sa seule plainte, hors de toute lésion ou trouble fonctionnel, il est la représentation privilégiée de l'échappement total à l'emprise médicale. Porteur de symptômes purement somatiques, par leur pathogénie et leur expression clinique, symptômes dépourvus de tout sens, énoncés parfois même en termes de non-sens, il n'est pas une indication de l'analyse et semble rester opaque à l'investigation : comme les sujets atteints de névrose d'angoisse, les hypocondriaques, écrit Lebovici,

> «n'élaborent pas de symptômes névrotiques francs et éprouvent la réalité comme l'objet d'une souffrance directe, sans construire de fantasmes... La carence d'organisation narcissique les rend capables d'investissements objectaux partiels et transitoires, ce qui rend la cure psychanalytique pratiquement impossible, et justifie le terme, proposé par P. Marty, de névrose de comportement»[40]

Impuissance résignée ou écoute irritée : «l'exploit» réalisé par l'hypocondriaque interpelle le médecin autant que l'analyste.

L'impossibilité d'écoute analytique de tout sujet atteint d'une névrose actuelle, mérite qu'on revienne un instant au mouvement d'objectivation qui l'a produite. De même que la vieillesse et la névrose d'angoisse sont très tôt reliées par leur pathogénie, il est intéressant de pointer en effet que l'interdit d'écoute, d'un point de vue technique, s'énonce dix ans plus tard (1904-1905), quand Freud frisant cet âge, dénonce la cinquantaine comme contre-indication, liant une fois de plus actuel et sénescence :

> «Les conditions sont défavorables aussi quand le malade approche de la cinquantaine, car alors la masse des matériaux psychiques ne peut plus être étudiée à fond, la durée de la cure est trop prolongée, et la capacité de faire rétrograder les processus psychiques est en voie d'affaiblissement[41] »,

ce qu'il appellera ensuite «manque de plasticité des processus psychiques» qui n'est pas sans rappeler cette «rigidité», «résistance au changement» fréquemment attribuée aux

---

40 S. LEBOVICI. «Indications et contre-indications de la psychanalyse freudienne» *in Encyclopédie Médico-Chirurgicale*, Psychiatrie, III, 37 811 A 10, 5 et 7.

41 S. FREUD. «La méthode psychanalytique de Freud» *in La technique psychanalytique*, p. 7. Paris, P.U.F., 1953.

personnes âgées : «les vieilles gens ne sont plus éducables». Sont alors posés, de façon péremptoire, trois interdits d'écoute de la personne âgée, valables terme à terme pour l'hypocondriaque. Impossibilité d'écoute théorique du fait d'une pathogénie économique, uniquement somatique, en cela analogue à celle des névroses dénommées actuelles et d'une insuffisance de mentalisation : soit surdité au corps. Impossibilité technique du fait d'une trop grande masse de matériaux psychiques et d'une résistance importante au changement : soit surdité aussi à l'actualité. Impossibilité enfin de toute écoute dans une situation de crise qui n'est pas rare,

> «... tout l'intérêt du Moi se porte alors sur la douloureuse réalité, échappant à l'analyse...»[42] :

soit surdité au réel. Trois interdits posés, peu soutenus d'une clinique, qui confinent à ranger ces contre-indications du côté d'un complet déni a priori.

Réduisant la cause à son effet, qu'une oreille d'analyste pourrait dé-signifier, ils soulèvent maintes questions. L'extrême difficulté d'aménager l'écoute est-elle forcément impossibilité ? Que recouvre cette «rigidité» présentée avant tout comme difficulté à «faire rétrograder le processus psychique», car ce «faire» pourrait bien être le fait du sujet tout autant que celui de son psychanalyste ? Enfin l'insuffisance de mentalisation avec perturbation de l'ordre somatique, toujours assimilé à l'ordre biologique, n'aurait-elle aucun sens pour exclure simplement une version linguistique des phénomènes actuels ? L'hypocondrie témoigne que l'objet du débat, par rapport à la norme, est une «traduction qui ne peut pas marcher». Elle ne donne de texte intelligible, ni au plan d'un possible effet thérapeutique, ni dans le compte-rendu technique et théorique qui pourrait constituer la formule recherchée. Certains auteurs expriment alors que ces

---

[42] S. FREUD. «Analyse terminée et analyse interminable», *Revue Française de Psychanalyse*. Paris, 11 n°1, 1939.

symptômes ne sont pas un langage, que «ça ne signifie rien». Position intenable puisque l'absence de sens s'énonce dans le registre du sens, forcément, sinon elle ne pourrait même pas se formuler. Elle en possède donc un, qui est un méta-sens, qu'il faut tenter de voir et de décomposer. Ainsi désignons-nous par le même mouvement comme déni de sens pour la psychanalyse le symptôme d'abord ainsi que son sujet, puis le psychanalyste et l'analyse elle-même ! Qu'est-ce à dire sinon que le sens du non-sens est à chercher d'abord du côté du fantasme, sous la seule condition d'y intégrer aussi celui du locuteur et du destinataire ?

Dans le modèle freudien de somatisation, apparaît donc une aporie à multiples facettes, produit d'une démarche systématisante inspirée en permancence par l'évolutionnisme et qui range les phénomènes en séries qui progressent en se complexifiant. Les relations entre psychique et somatique par exemple nécessitent une toute autre pensée qu'en termes d'étayage et d'actuel vu comme noyau du névrotique. Lacune théorique que cette pensée du corps qui fut le point d'ancrage de modèles divergents et qui ne parvient pas à concevoir le jeu d'un fonctionnement réel autant qu'imaginaire. Positif du symptôme névrotique négatif, l'actuel semble ainsi du registre pervers ! Mais lacune théorique, aussi, l'hypocondrie, linéairement pensée comme «prépsychotique», soit noyau actuel de la paranoïa, dans le temps même où Freud en parle comme «psychose», renvoyant dos à dos psychique et somatique du côté d'une même «pureté» hypothétique :

> «Je ne saurais tenir pour valable aucune théorie de la paranoïa qui n'impliquerait pas les symptômes hypocondriaques presque toujours concomitants de cette psychose»[43]

Si à aucun moment, chez l'hypocondriaque, n'existent de symptômes corporels isolés, si toujours coexiste une pensée

---

[43] S. FREUD. «Le cas Schreber» *in Cinq psychanalyses*, p. 303, note 2. Paris, P.U.F., 1954

délirante s'abreuvant des diverses dysmorphophobies, le problème en entier doit être repensé car il signe la faillite d'un schème évolutif : la projection précède et suit la projection. Triple lacune freudienne par conséquent que celle qui, de l'hypocondrie touche la paranoïa, laquelle laisse en question celle de la projection. L'hypocondrie doit donc être entièrement reprise dans son double rapport avec la projection et la somatisation : l'épisode schrébérien dit hypocondriaque est, de ce point de vue, tout à fait pertinent, qui en fait l'homologue, limité dans le temps, de la paranoïa.

Que l'hypocondrie soit déjà délire du corps par une projection empêchant notamment que puisse jamais changer, même face à l'évidence, la croyance en un corps mystérieusement atteint : ce qui se trouve par là ébranlé n'est rien moins que le modèle freudien de somatisation dont la finalité est bien d'articuler somatique et psychique, actuel et névrotique, selon une identique précédence historique. Si le principe freudien s'avère inapplicable d'une genèse actuelle et d'une structure simple de l'hypocondrie comme prélude à la psychose, alors un modèle autre doit être élaboré qui permette de penser une coexistence, loin de toute conception causale linéaire. Cela exige donc que soit faite la preuve de l'aspect projectif de toute hypocondrie, exigence qui renvoie à une problématique dont l'analyse complète, bien que promise par Freud, ne fut jamais réalisée. L'absence d'un statut théorique permettant de penser clairement l'hypocondrie est alors étroitement liée à celle, sous-jacente, d'un statut théorique cernant la projection. Le cas Schreber est ici exemplaire du problème dans lequel dut se débattre Freud. A double titre au moins. Qu'est-ce que la projection ? Sur cette question débouchent deux voies très différentes ouvertes à l'interprétation et laissant en suspens tout semblant de réponse : celle de la formation symptomatique d'abord, et celle du refoulement, devenue plus classique. Dans l'un et l'autre cas, véritable aporie et nécessaire détour jamais effectué, la projection se dresse, qui ne peut se réduire à sa seule fonction dite pathognomonique.

> «L'investigation approfondie du processus de la projection, que nous avons remise à une autre fois, nous apportera sur ce point des certitudes qui nous manquent encore»[44]

Rétrospectivement, c'est cette incertitude qui maintient en l'état tout l'édifice freudien...

Manque d'une théorie satisfaisante du corps et manque d'un statut clair de l'hypocondrie trouvent ainsi à se joindre de façon fort étroite dans un vide théorique d'ordre conceptuel : celui d'une projection régulièrement conçue au plan de la clinique comme fonction défensive, mais non-élaborée dans un travail d'ensemble au-delà du domaine psychopathologique, selon un vœu de Freud jamais mené à terme. Marqué par des jalonnements se succédant, des éclipses suivies de brusques résurgences tout au long d'un cheminement de trois décades (1894-1927), sous des formes diverses et des noms différents, c'est en effet toujours le même mystère du corps, c'est-à-dire du rapport du sujet à son corps en même temps que celui qu'il a avec le monde, qui ramène constamment sous la plume de Freud, le problème du lien, du pont, du *vinculum* avec le somatique et le physiologique. Cliniquement évident dans les symptômes constants connus et connaissables que sont ceux de l'angoisse, il oppose pourtant à l'élucidation la plus grande résistance que rythment, comme des scansions, de nombreuses théories et moult appellations : saut mystérieux, facteur actuel, prédisposition, choix de la névrose, distinction entre angoisse réelle et névrotique, traumatisme, réel, théories de l'angoisse. Comme l'hypocondrie, le concept d'angoisse, qui cerne un important terrain privilégié mais difficile d'accès, s'accompagne, qui plus est, d'une double exigence clinique et statutaire désignant comme manquante la théorisation d'un

---

44 *Ibid.*, «Totem et tabou» et «Complément métapsychologique à la doctrine des rêves».

corps synchroniquement et sujet et objet : à une extrémité l'angoisse est corporelle, s'exprimant en des signes physiques ou somatiques, à l'autre elle est intrinsèquement liée au sujet et reprend le scolastique terme d'ipséité. C'est dire comme apparaissent essentiellement noués en une problématique devant être éclairée l'hypocondrie, l'angoisse, la projection, le corps.

> «Nous avons résolu de ne rien simplifier et de ne rien dissimuler. Si nous ne pouvons voir clairement, nous voulons tout au moins avoir des obscurités une vision aiguë»[45]

Guidé par cette devise qui fut celle de Freud, nous sommes à présent à même de formuler les trois grandes questions qui découlent terme à terme des axes envisagés :

1) Adjectif plus que substantif : qu'est-ce qui singularise l'hypocondrie pourtant comme problématique ?
2) Problème plus qu'entité : comment peut-on penser une résolution de ces contradictions qui lui sont inhérentes en même temps qu'au concept des névroses actuelles ?
3) Normativité plus que réalité : quel contenu positif donner à une désignation entièrement négative, créée par un système de pensée normatif ?

Quel objet à penser ? Avec quel(s) concept(s) permettant l'exemption de toute contradiction ? le non-enfermement dans un quelconque système ?

---

45 S. FREUD. *Inhibition, symptôme et angoisse*, p. 50. Paris, P.U.F., 1951.

CHAPITRE II : PROBLEMES.

Le problème concerne un dépassement. Dépassement d'un modèle simple au plan théorique bien que gardant aux choses toute leur complexité mais qui devient caduc dès lors que confronté à la réalité offerte par la clinique et qui semble rétive aux simplifications pour n'avoir à montrer que des cas mixtes. Dépassement d'un schéma qui d'hypothèse devient système dès lors qu'utilisée non pour interpréter des données empiriques mais pour faire surgir de façon projective un objet qu'elle façonne toujours à son image, le rendant analytiquement interprétable. Dépassement d'un cadre aux allures de diptyque, lui-même susceptible d'une lecture possible à double entrée puisqu'au débordement dans le champ psychotique de l'hypocondrie comme névrose dite actuelle répond symétriquement celui de l'hystérie dans le champ organique autant que psychotique[46].

Le présent travail constitue donc la moitié d'une vaste perspective s'appliquant à penser l'ensemble du dépassement : comme l'hypocondrie, l'hystérie fait problème, faisant coexister elle-aussi plusieurs plans. Deux voies se donnent alors pour reprendre une recherche entre le biologique et la psychanalyse : leur point commun est d'être brisure d'un conformisme...

1. L'empêchement de penser.

La radicale coupure épistémologique établie entre actuel et psychonévrotique, pour constituer d'abord un cadre de pensée, n'en constitue pas moins tout autant un terrible et constant empêchement de penser lié à la transformation incontestable de la psychanalyse en idéologie. Car la contradiction qui tient à la logique du système lui-même et n'a d'alternative que le cercle vicieux, montre comme le projet freudien est une projection qui s'articule à une autre, l'illusion

[46] Voir M. SAMI-ALI. *Penser le somatique*, pp.32-61. Paris, Dunod, 1987.

d'une «primitivité». Tentative permanente d'une coïncidence entre un dedans qui est de l'ordre imaginaire et un dehors réel qui semble s'y conformer en en représentant un cas particulier, le modèle freudien est aussi tentation d'échapper à l'épreuve de la réalité en devenant un dogme quasi incontesté d'où disparaît toute dimension de la pensée (Cf. figure 1).

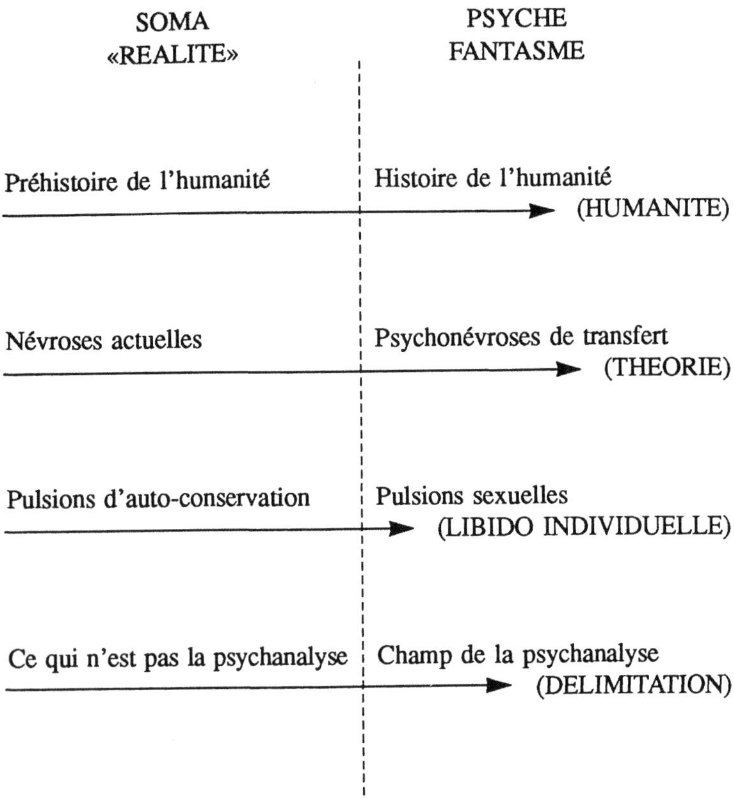

Figure 1. L'isomorphisme structurel du système freudien

Trois caractéristiques peuvent être envisagées, qui disent le système auquel on a affaire et qui, plus qu'une méthode propre à la découverte, définissent une vision propre à l'exposition, à la formulation et à la transmission :

- au niveau de la forme, une pensée dualiste, bien plus préoccupée de cohérence interne que d'être l'expression de faits d'observation, traduit un besoin de systématisation.

- au niveau même du fond, l'idée d'évolution, «langue fondamentale» commune à maints auteurs du siècle précédent, permet d'extrapoler et, analogiquement, d'étendre régulièrement hors champ analytique, les principes qui sont propres à la psychanalyse.

- au niveau théorique, un modèle diachronique qui, comme l'a souligné avec force M. Foucault[47], triomphe au XIXème siècle dans tout l'Occident, insiste sur l'interdépendance permanente à ce qui, antérieur, figure l'antécédent.

L'hypocondrie rencontre cet empêchement de penser, situé dans l'histoire et issu d'une histoire.

- Dualisme d'abord, sous la forme stérile que constitue le couple actuel-névrotique, analogue en cela à d'autres fort nombreux qui partagent avec lui le triste privilège de donner une vue d'ensemble totalisante sur toute l'évolution humaine et biologique, de sorte que cette dernière paraît une projection d'observations multiples issues de la clinique : réalité-fantasme, somatique-psychique, autoconservation-sexuel aussi. Nommons-les concepts synthétiques pour désigner ainsi leur seule finalité qui semble se situer du côté de grands mythes visant à expliquer le tout des phénomènes, contrastant en cela avec ceux, plus cliniques et taxables peut-être du nom d'analytiques qui, comme le transfert, permettent la découverte et, avec l'expérience, restent en contact direct. Le recours au dualisme n'est donc pas le problème essentiel,

---

[47] Voir M. FOUCAULT. *Les mots et les choses*. Paris, Gallimard, 1966.

entrave à la recherche et à la découverte, puisqu'il peut aussi se révéler fécond lorsqu'il est une notion purement conflictuelle à la base de tout fonctionnement d'une vie psychique, à partir de laquelle s'élaborent d'ailleurs les solutions que sont toutes les psychonévroses. Il s'agit bien plutôt d'isoler deux usages qui coexistent en fait dans le système freudien et que les différentes théories des pulsions illustrent à merveille de façon successive : si la première, qui reste en prise sur la clinique, est féconde d'un modèle où le conflit est roi, conflit qui reçoit même une assise corporelle tout en restant interne au champ analytique, la dernière en revanche est très stérilisante qui, aux instincts de mort, oppose les instincts de vie, aboutissant ici à un système clos qui, sur le plan clinique, ne se justifie pas. Un concept synthétique bloque toutes les issues, en voulant expliquer tout et rien à la fois : un dogme peut en sortir, qui s'auto-vérifie et qui, vision globale, énonce l'orthodoxie rassemblant autour d'elle les différentes chapelles. De cet usage stérile relève l'actuel : on est pour, on est contre, on ne le discute pas.

- Puis évolutionnisme, qui via l'analogie, soit via un raisonnement dont le caractère propre consiste à dispenser du travail scientifique, permet, entre les phases du développement humain et celles de la libido individuelle, d'établir un isomorphisme structurel où l'actuel se voit identifié au simple, à l'inférieur, au quasi archaïque. Projetée au niveau de l'histoire du monde et aidée d'une temporalité cyclique, l'hypocondrie devient «primitif d'origine», stade premier vers lequel on vient à régresser et auquel parfois même on demeure fixé : il y a régression à la phase narcissique, celle de la petite enfance qui est reproduction de la phase narcissique de toute l'humanité. En clair : le névrosé actuel est une version du bébé et aussi de l'homme de Cro-Magnon ! Inutile d'insister sur sa répudiation hors des limites du champ de la psychanalyse... «L'illusion archaïque» est ici triomphante, ressemblance formelle cachant la plus grande hétérogénéité.

Mais, comme pour l'inquiétante étrangeté, l'extrapolation semble être la règle :

> «Car, primitivement, écrit Freud, le double était une assurance contre la destruction du moi..., et l'âme «immortelle» a sans doute été le premier double du corps. La création d'un pareil redoublement, afin de conjurer l'anéantissement, a son pendant dans un mode de figuration du langage onirique où la castration s'exprime volontiers par le redoublement ou la multiplication du symbole génital : elle donna chez les Egyptiens une impulsion à l'art en incitant les artistes à modeler dans une matière durable l'image du mort. Mais ces représentations ont pris naissance sur le terrain de l'égoïsme illimité, du narcissisme primaire qui domine l'âme de l'enfant comme celle du primitif et lorsque cette phase est dépassée, le signe algébrique du double change et, d'une assurance de survie, il devient un étrangement inquiétant signe avant-coureur de la mort»[48]

L'infantile est voué à l'antériorité.

- Diachronie enfin qui est un dépassement et une conservation d'un noyau «actuel» dans toute psychonévrose, définissant ainsi une généalogie où l'évolutionnisme est unificateur : outre que le complexe est précédé du simple, s'étayant constamment sur une forme inférieure, c'est toujours une chaîne causale qui se trouve isolée par une telle méthode, expliquant les formes supérieures par de l'élémentaire. Une telle pensée est donc une pensée hiérarchique, qui va du somatique jusqu'au psychologique comme l'actuel précède le psychonévrotique, conforme à l'évolutionnisme spencérien qui n'est qu'une dérive sociobiologique du darwinisme tiré vers le libéralisme via l'argumentation, en forme de simulacre, d'un ordre naturellement fort inégalitaire[49]. En conséquence, le modèle diachronique qui, de l'hypocondrie, dite peu élaborée, fait dériver selon une causalité stricte, ou la paranoïa, ou la

---

48 S. FREUD. «L'inquiétante étrangeté» *in Essais de psychanalyse* appliquée, p. 186. Paris, Gallimard, 1973.

49 P. TORT. *La pensée hiérarchique et l'évolution*, pp. 333-431. Paris, Aubier, 1983.

paraphrénie, n'est qu'une forme de l'idéologie dominante aux débuts du siècle précédent, cherchant à se donner un mode de représentation bien scientifique. La méthode cartésienne propre à la science classique qui rattache à des causes des faits à expliquer est alors l'alibi d'une idéologie taxable de para-scientifique.

L'hypocondrie est donc une pensée empêchée tant qu'elle est prisonnière d'un cadre de pensée dont la conformité à un modèle externe paraît avoir été la préoccupation essentielle de Freud et de ses successeurs, acceptant du même coup de payer le prix fort : privilège absolu d'une cohérence interne sur une compréhension totale de la clinique, mise à l'écart possible d'une partie de celle-ci plutôt que renoncement à l'illusion-fondement. D'où un isomorphisme structurel abusif qui se retrouve jusque dans le paradoxe : s'il n'a eu de cesse de les chasser hors des limites strictes de la psychanalyse, Freud a toujours voulu maintenir jusqu'au bout les névroses actuelles dans leur complexité.

> «Je n'ai plus eu l'occasion de revenir plus tard à l'investigation des névroses actuelles. Cette partie de mon travail n'a pas non plus été reprise par d'autres. En regardant aujourd'hui mes résultats d'alors je dois les reconnaître comme une primitive et grossière schématisation d'un état de choses vraisemblablement bien plus compliqué. Mais ils me semblent en gros encore aujourd'hui justes. J'aurais volontiers par la suite soumis à un examen psychanalytique encore des cas de pure neurasthénie juvénile ; cela n'a pu malheureusement se faire. Afin d'aller au-devant d'une interprétation erronée, je veux ici faire ressortir que je suis très loin de nier l'existence de conflits psychiques et de complexes névrotiques dans la neurasthénie. Je soutiens seulement que les symptômes de ces malades ne sont ni psychiquement déterminés ni analytiquement résolubles, mais doivent être envisagés comme des conséquences toxiques directes du chimisme sexuel troublé»[50].

---

[50] S. FREUD. *Sigmund Freud présenté par lui-même*, pp. 44-45. Paris : Gallimard, 1984.

Signe du désir de Freud de se légitimer, comme Schliemann dans les réalités qu'il déterrait, dans quelque élaboration-pièce à conviction qu'il puisse désigner comme une réalité ? L'hypocondrie alors, comme névrose actuelle, n'aurait guère d'intérêt que théorique : celui d'être un étai du psychonévrotique permettant, par le négatif, de définir ce qui est légitimement analytique.

2. La dimension de la pensée.

Réintroduire la dimension de la pensée là où n'existe en fait qu'un fonctionnement banal, pétri de conformisme et de conformité à un déjà-pensé posé comme vérité, voilà donc qui s'impose comme une nécessité à qui a repéré comme le modèle freudien débouche sur des impasses. Un double écueil surtout semble incontournable : celui de la contradiction propre à l'actuel et celui d'une absence totale de statut théorique cernant l'hypocondrie, ignorée par le *Vocabulaire de la psychanalyse*[51], où trouvent place, de façon naturelle, et la névrose d'angoisse[52] et la neurasthénie[53]. Il y a à penser, pour se démarquer et sortir ainsi du penser maternel et primaire dont nous voyons les trous.

Rupture ? Transgression ? Révolte ? Projection ? Prendre la mère en défaut pour penser du nouveau ? Se dire et reconnaître qu'elle s'est montrée «passable». Car

> «les mères, les maîtres, les analystes passables, sont ceux qui s'avèrent d'emblée insuffisants»[54]

au sens où, en 1937[55], Freud disait de l'analyste qu'il est sûr d'être insuffisant par rapport à la tâche folle qu'il entreprend.

---

[51] J. LAPLANCHE et J.B. PONTALIS. *Vocabulaire de la psychanalyse*, p.177. Paris, P. U. F., 1967.

[52] *Ibid.*, pp 274-275.

[53] *Ibid.*, p. 265

[54] M. SCHNEIDER. «A quoi penses-tu ?», *Nouvelle Revue de Psychanalyse*. Paris, 25, 1982.

[55] Voir S. FREUD. «Analyse terminée et analyse interminable», *Revue Française de Psychanalyse*. Paris, 11 n°1, 1939.

Ce sont ceux qui jamais de «donner à penser» ne font l'opération «donner de la pensée».

Ce qui se perd, d'une formule à l'autre, c'est l'intériorisation d'un modèle obligé avec lequel on fait corps de façon servile sans voir qu'il constitue un empêchement de penser. Le dogme empêche la découverte. Viennent alors l'affrontement de maintes résistances, le choix d'une démarche, le respect d'exigences.

1°. Résistances rencontrées lors d'une première recherche en forme de pré-texte et qui se proposait de tenter d'ébaucher de la plainte somatique un modèle d'intelligibilité, s'appuyant sur un matériel clinique concret -les «bilans négatifs»- et trouvant dans le recours hypocondriaque comme un fil conducteur, un axe privilégié, bien plus qu'une structure ou même un diagnostic. Ce recours en est finalement venu à nous faire buter sur deux obstacles majeurs, entraves à l'élaboration de la pratique. Le premier consistait en la position de l'actuel comme désespérément défini «hors limites» : pur déni dont procède le jeu analytique, qui est double exclusion de la réalité sous sa forme sociale autant que biologique et que rencontre inévitablement tout discours sur l'actuel, donc sur l'hypocondrie. Le second concernait le vide théorique propre à l'hypocondrie qui répond étrangement à cette «insuffisance» de l'élaboration psychique soulignée par le discours freudien, comme si elle était celle du champ analytique. A quoi vient s'ajouter un troisième autre vide : celui de la quasi absence sur le sujet d'une élaboration des analystes eux-mêmes, lesquels, préoccupés d'exercices d'exégèse, de querelles de chapelles et de guerres intestines, n'ont de cesse de montrer leur unanimité pour dire «hors-la-loi» les névroses actuelles. A se faire arpenteur du champ analytique, nul dégradé visible, nul estompage lisible, mais des bornes précises, forcées, nettes et tranchées !

2°. Voies diverses d'accès pour aborder cette problématique d'envergure qui ne s'est pas fait faute de nous voir confrontés à l'exigence de multiples décentrements. La première consiste en une tentative d'une élaboration théorique serrée, au plus près de la clinique à laquelle sont posées quelques questions précises et qui permet de prendre l'exacte mesure de l'écart séparant le matériel concret de ce qui fait figure de «pensée obligée». A la difficulté à procéder ainsi, qui tient au nombre des registres à faire jouer (dépression somatique, champ des troubles thymiques, narcissisme, masochisme, sphère psychosomatique), s'ajoute un double inconvénient : celui d'une extériorité quasi complète de cette greffe théorique au corpus existant, celui d'une distance malaisée à tenir tant au discours freudien qu'au discours des patients. La seconde perspective consiste à s'interroger plus de l'intérieur, pour avoir constaté une absence majeure marquant douloureusement chacune des étapes du précédent parcours qu'elle traverse par défaut : celle d'une théorie générale du corps, dont l'absence de statut propre à l'hypocondrie paraît une variante, un cas particulier. C'est, de ce point de vue, l'appareil théorique et conceptuel de la psychanalyse, que le vide théorique constaté intéresse et interroge, obligeant à poser le questionnement suivant : que faut-il penser d'autre ? que penser autrement et qui, dotant la pensée dite psychanalytique d'un modèle de somatisation pertinent, permette une pensée possible de l'hypocondrie comme réalité clinique au plan explicatif plutôt que descriptif ? Les deux cheminements dessinent un va-et-vient entre expérience et conceptualisation : à une vision beaucoup plus claire de la première, ils amènent en même temps à un affinement théorique accru de l'élaboration.

3°. Résistances et trajets ont une forme plurielle. Ces remarques introduisent donc la nécessité, pour que se justifie la démarche suivie, que réponde aux deux exigences fondamentales guidant ordinairement tout travail théorique la conceptualisation à découvrir, pour le moment manquante et restant à venir. Elle doit permettre en premier lieu une théorisation qui puisse rendre compte tout à la fois des faits connus et reconnus qu'explique déjà la théorie antérieure et d'autres demeurés encore inexpliqués : en ceci réside son critère d'économie. Elle doit en second lieu permettre de prévoir de nouveaux faits dont elle aide la découverte, c'est-à-dire qu'à cet égard elle se doit d'inclure des hypothèses ouvrant sur de nouvelles trouvailles et a ainsi une fonction anticipatrice : en cela réside son critère heuristique. L'hypocondrie vue comme une pensée empêchée. Cette formulation dit comme il y a surtout de l'ignorance et de l'inexpliqué : en un temps théorique et historique donné, elle signifie les limites de notre pensée.

3. Penser autrement.

Ajoutons enfin, en matière d'exigences, que le dépouillement de la littérature qui, de l'hypocondrie, pointe le caractère trouble, donne des linéaments qui doivent être pris en compte. La conceptualisation que nous cherchons paraît en effet pouvoir être cernée par touches successives, suites d'approximations, formulables à partir des questions rencontrées et autorisant même à brosser un tableau des conditions conjointes auxquelles elle doit répondre :

1. elle doit d'abord permettre la pensée empêchée d'une théorie, manquante, générale du corps où puisse se concevoir, sans toutefois s'y réduire, le corps fantasmatique si souvent invoqué.

2. elle doit également rendre compte d'une structure psychopathologique de l'existence humaine, spectre-continuum où se trouve engagée l'expérience cruciale d'une corporéité.

3. elle doit enfin promettre une possible extension de la notion d'une analysabilité aux symptômes aujourd'hui réputés actuels, qui sont inséparables du plan relationnel.

1°. En l'absence d'un modèle de somatisation pensant le corps réel autant qu'imaginaire, les questions contraignantes en provenance du corps restent le plus souvent, dans l'actuel, sans réponse, attestant d'une carence théorique importante, sauf à être infléchies du côté d'une démarche viciée de l'intérieur par des présupposés théoriques ramenant invariablement au problème de l'hystérie. Ainsi la tentation est-elle permanente de faire une lecture linguistique de l'actuel : c'est l'hystérisation des hypocondriaques, préconisée entre autres par François Perrier[56], l'annexion pure et simple par Sandor Ferenczi de l'hypocondrie à une structure hystérique[57]. Réduction qui permet de contourner, par une suppression de l'un des termes en jeu, le fait problématique, au plan de la clinique, d'une coexistence actuel-névrotique. Si Freud a déjà pointé cette synchronie au sens où, à propos des névroses actuelles, il déclare en 1916-1917

> qu'«on les trouve plus souvent combinées entre elles ou avec une affection psychonévrotique»[58],

il n'en reste pas moins qu'est ici apportée une contradiction radicale à sa conception théorique diachronique qui se contente en fait du seul constat d'une coexistence clinique ! Partant, la conceptualisation manquante, si elle doit rendre compte du mécanisme à l'œuvre dans les psychonévroses susceptibles de sens, doit donc rendre compte tout autant, outre du mécanisme à l'œuvre dans l'actuel aux symptômes muets et comme indéchiffrables, de leur coexistence au plan de la clinique. Où se tourner alors, qui permette d'échapper et à l'importation du modèle hystérique et à un pur constat contraire au théorique ? Remarquons toutefois que l'hystérie

---

56 F. PERRIER. «Psychanalyse de l'hypocondriaque» *in La chaussée d'Antin-Antienne*. Paris, 10/18. 1978.

57 S. FERENCZI. «Psychanalyse d'un cas d'hypocondrie hystérique» *in Œuvres complètes*. Tome III. Paris, Payot, 1968.

58 S. FREUD. *Introduction à la psychanalyse*, p. 367. Paris, Payot, 1973.

nous livre, pour une théorie générale du corps, un résultat qui semble de première importance : le corps de l'hystérie est le corps du rêve[59]. Or, ce que révèle la métapsychologie du rêve, c'est une continuité liant l'hypocondrie au sommeil, au soma, par un «x» commun, régression à un narcissisme primitif à entendre aussi bien comme «prototype normal» de ce qui se donne comme possibles états morbides[60]. La conceptualisation à découvrir doit donc désigner un processus de fond jouant un rôle majeur autant dans le «normal» que dans les formations dites «pathologiques».

2°. Ce premier requisit est d'ailleurs renforcé de la nécessité que le concept cherché désigne une structure psychopathologique de l'existence humaine à proprement parler, qui mette le sujet aux prises avec le monde sur un mode relationnel bien particulier, ponctuel dans la névrose, constant dans la psychose, et toujours toile de fond de la normalité. Cette seconde condition ressort à l'évidence de l'insistance prégnante et de la permanence des multiples discours parlant d'hypocondrie à concevoir comme un continuum évoluant du normal jusqu'au pathologique autour de la notion de corporéité dans ce qu'elle introduit d'une non-coïncidence foncière du sujet par rapport à lui-même et dont le surgissement, générateur d'angoisse, paraît une régression qui reste toujours possible à l'espace des premières relations objectales. Le texte de Henri Ey[61] est sur ce point parlant. Au-delà du tour de passe-passe stérile qu'essaie de constituer le renvoi dos à dos de la psychogenèse et du pur mécanisme sous la forme d'un curieux organo-dynamisme, il a cependant l'immense mérite de montrer comment l'hypocondrie, en

---

59 M. SAMI-ALI. *Penser le somatique*, pp. 32-33. Paris, Dunod, 1987.

60 S. FREUD. «Complément métapsychologique à la théorie du rêve» *in Métapsychologie*, pp. 125-127. Paris, Gallimard, 1968.

61 H. EY. «Etude n°17 : l'hypocondrie» *in Etudes psychiatriques*. Tome II. Paris, Desclée de Brouwer, 1950.

posant l'éternelle question «rapports soma-psyché», révèle essentiellement cette fonction déréalisante du corps propre par laquelle il s'avère qu'il ne peut exister de statique du réel et de l'imaginaire mais une différence de potentiel peut-être, tension de transmission passant entre deux pôles. L'hypocondrie se voit ici attribuer un statut «d'illusion», «demi-réalité»[62], désignant cette matière somatique ambiguë dont la double existence du sujet et d'objet, la double condition d'incluse et d'incluante nous attire sans cesse du côté de l'angoisse. Ce continuum paraît alors superposable, dans le corpus freudien à celui qui, allant de l'angoisse actuelle à l'angoisse psychotique via toutes les phobies, désigne un spectre large en termes de narcissisme qui, parti de «l'infra» (la névrose actuelle) culmine dans «l'ultra» (la névrose narcissique) : hypocondrie, angoisse, narcissisme sont liés. A quoi il faut ajouter l'extrême proximité que confirme la clinique du registre actuel et du plan psychotique, soit des limites infra et ultra narcissiques, comme traces d'une relation objectale d'un même type. Cette ubiquité qui souligne la place fondamentale du corps dans toute forme d'existence ne fait que souligner un constat d'importance : l'examen de l'hypocondrie fait éclater le modèle freudien en tant qu'articulé sur une conception d'ordre évolutionniste.

3°. La conceptualisation que nous cherchons doit enfin rendre compte d'une possible extension de l'analysabilité à l'actuel par une mise à jour du lien qu'il entretient avec le transfert. A la situer ainsi du côté d'une notion qui, mettant le sujet aux prises avec le monde, frappe ce dernier au coin de l'irréalité et ramène celui-là au tout premier espace, c'est d'abord à un double problème épistémologique et anthropologique que nous nous retrouvons confronté : épistémologique, celui de la genèse d'une représentation

---

62 *Ibid.*, pp. 479-480.

aboutissant en fait au façonnement même du tout premier objet ; mais anthropologique, celui de l'importance du plan relationnel dans cette constitution, du caractère primaire de cette relation, qui a pour nom la «disposition au transfert». La même constatation d'une liaison du concept manquant au transfert s'impose encore si, mettant à profit l'analogie pointée entre la conception du modèle théorique et celle de la libido individuelle et prenant bien en compte, au sein de la première, le remodèlement foncièrement introduit par la présence d'un «complexe hypocondriaque» subsumant l'actuel comme le névrotique, nous cherchons, toujours sur le mode analogique, la possible continuité à établir dans le couple sexuel-autoconservation. Or celle-ci paraît bien se trouver du côté d'un ancrage commun dans le relationnel, puisqu'il n'est pas jusqu'aux fonctions physiologiques dont la constitution ne soit subordonnée à un contexte intersubjectif précis, à une maturation dans un rapport à l'autre : la convergence visuelle en est un bon exemple puisqu'il s'agit ici, via la motricité, de mettre à distance le visage maternel sans que, ni soi, ni l'autre ne soit anéanti[63]. Qu'est-ce à dire sinon que le concept cherché doit permettre de définir le corps par cette fonction transférentielle à préciser, spectre-continuum fait des répétitions possibles selon des points de fixation divers, renvoyant aussi bien à la constitution des fonctions qu'à celles-ci déjà constituées ? Qu'est-ce à dire sinon que le concept cherché paraît inséparable d'un point de vue du sujet comme totalité dite psychosomatique et au sein de laquelle peuvent coexister des points de fixation de différents niveaux, ce qui se passe d'actuel ou bien de névrotique étant toujours dans une relation à l'autre ? L'analyse de Freud devant son ami Fliess, «première cure préventive d'une paranoïa» et

---

63 M. SAMI-ALI. «La convergence visuelle» *in L'espace imaginaire*, pp. 161-196. Paris, Gallimard, 1974.

occasion de plaintes de troubles pseudo-cardiaques, n'est-elle pas d'ailleurs là comme le meilleur exemple de symptômes actuels purement transférentiels ? Freud nous le dit lui-même dans la Lettre 17 :

> «Quelle tristesse pour un médecin qui consacre toutes les heures de la journée à l'étude des névroses d'ignorer s'il est lui-même atteint d'une dépression raisonnablement motivée ou bien hypocondriaque ! On a besoin, en pareil cas, d'être secouru... Si tu peux me dire quelque chose de sûr, n'hésite pas à le faire»[64].

---

[64] S. FREUD. Lettre n°17 du 19-04-1894 *in La naissance de la psychanalyse*, pp. 74-76. Paris, P.U.F., 1956.

LA PENSEE OBLIGEE

- Deuxième partie -

Tous les patients cités dans cette étude, qui ont fait l'objet de notre propre observation, ont été vus dans le cadre du Service de Médecine Interne du docteur Beaufils, au Centre Hospitalier de St-Germain-en-Laye (Yvelines).

Fonctionnant sur le mode de l'élaboration que Paul Feyerabend nommerait «de transition»[1], notre premier trajet, en forme de pré-texte, fait rétrospectivement figure de paradoxe. A la compréhension d'un certain type de plainte sans substrat organique aucunement décelable qui se voit recevoir, dans le modèle freudien, une lecture possible comme hypocondriaque, il conjugue en effet dans le même mouvement une mise en suspens du principe constructif qu'est l'évolutionnisme au cœur de ce modèle : au parti pris choisi, conforme à la clinique, d'une gradation topique plus que chronologique faisant coexister actuel et névrotique au sein de cas toujours supposés comme mixtes, il applique le discours habituellement tenu par le modèle freudien qui, bi-dimensionnel, lie le simple au complexe. Parole intermédiaire productrice de non-sens permettant une pensée en terme de continuum qui, outre une meilleure position du problème, en fait surgir d'autres, que le cartésianisme laisse échapper. Comment envisager un tout autre modèle articulant le complexe au complexe ? Le possible statut de notion transversale et l'éventualité d'une essence projective ne peuvent-ils pas trouver à se penser du côté de cet «x» lié au narcissisme que révèle constamment la continuité entre sommeil, soma et hypocondrie vue comme parole souffrante d'un corps tout insomniaque ? C'est dire comme la méthode contre-inductive paraît ici la seule possible pour laisser espérer une modification conceptuelle de base[2].

> «Nous avons un point de vue (la théorie, le cadre, le cosmos, le mode de représentation) dont les éléments (concepts, «faits», images) sont élaborés selon certains principes de construction. Ces principes comportent comme une «fermeture» : il y a des choses qui ne peuvent pas être dites ou «découvertes» sans qu'ils soient violés (ce qui ne signifie pas qu'elles les contredisent). Si ces choses sont dites, et ces découvertes faites, alors les principes sont suspendus»[3].

---

1 P. FEYERABEND. *Contre la méthode*, p. 304. Paris, Seuil, 1979.
2 *Ibid.*, pp. 26-31.
3 *Ibid.*, pp. 302-303.

Le viol de la coupure épistémologique établie entre actuel et psychonévrotique fait donc apparaître «après coup» celle-ci comme une croyance nécessaire «par avance»[4]. Système au caractère de «pensée obligée» analogue au transfert pour que se fasse jour une nouvelle et possible rationalité, elle est ainsi le contradictoire arrière-fond à l'intérieur duquel se dessine un penser et dont peuvent rendre compte plusieurs modalités : la pensée maternelle et la nécessité de voir le non-pensé dans le déjà pensé[5], l'objet d'une relation de type passionnel joignant obligation et exclusivité[6], surtout la formation dite caractérielle et sa proximité du surmoi culturel[7]. Cette dernière approche, qui offre un meilleur modèle d'intelligibilité, mérite d'être vue pour elle-même afin de montrer comment la pensée dite «empêchée» n'est jamais que revers d'une pensée «obligée». Analogiquement au surmoi corporel[8] qui dit ce qui doit être tel un corps anonyme, le modèle freudien de somatisation fait idéologie paraît bien en effet une vision du monde pourvue d'autorité, cadre de référence excluant tout ensemble le négatif, le rêve, la subjectivité. Le négatif d'abord : la contradiction est impensable dans un monde où règne la logique de l'identique, pour que toujours la norme demeure non-entamée. Ce qui y disparaît en fin de compte, c'est le négatif même dont est faite la pensée, au profit du triomphe d'une positivité redondante. Le rêve tout autant : pour y être interdit, porteur de différence, l'imaginaire s'y voit supplanté par des schèmes, règles et catégories toujours pré-établies s'interposant entre le sujet et le monde pour laisser subsister

---

4 F. ROUSTANG. *Un destin si funeste*, p. 35. Paris, Editions de Minuit, 1976.

5 M. SCHNEIDER. «A quoi penses-tu ?», *Nouvelle Revue de Psychanalyse*. Paris, 25, 1982.

6 P. AULAGNIER. *Les destins du plaisir*, pp. 174-183. Paris, P.U.F., 1979.

7 M. SAMI-ALI. *Penser le somatique*, p. 19 sq. Paris, Dunod, 1987.

8 Ibid., p. 65.

une rationalité contournant les obstacles sous prétexte d'évidence. Ce qui y disparaît, c'est l'utilisation d'une méthodologie foncièrement pluraliste comparant des idées avec d'autres idées. La subjectivité enfin : pour devenir bien vite une seconde nature, la conformisation à un modèle externe est d'abord nivellement très généralisé, réduisant le sujet au non-être pour être, non-être redupliqué par une infinité. Ce qui y disparaît, c'est le sujet lui-même, auquel se substitue une image du réel, objectif culturel d'une société donnée. Penser l'hypocondrie ne peut donc s'épargner la rencontre délétère de ce qui le promeut : ruptures et surgissements d'une parole déplacée.

En proposant le titre «La pensée obligée», nous nous plaçons d'emblée aux points précis où Freud nous invite à poursuivre. Quelques-uns de ces points peuvent être reconnus : la continuité soma-hypocondrie, subsumée dans le terme «dépression somatique» ; la place privilégiée de cette pathologie là où est entamée toute image du corps ; l'extrême proximité de cette problématique d'une rupture archaïque entre mère et enfant ; le jeu impressionnant de négations multiples qui, spéculairement, lie malade et soignant. Mais si l'hypocondrie peut ainsi se donner sous autant de formules et manières de parler, si elle paraît le lieu quasi référentiel, foyer d'engendrement de tant de questionnements, quelle est donc la teneur heuristique du concept ? qu'est-ce qui la spécifie comme problématique ? pourquoi ce caractère hautement énigmatique qui lui donne plus que tout fonction de point aveugle ? Le modèle freudien de somatisation conduisant toujours aux mêmes contradictions, nous avons préféré, nourri de cas cliniques, mener jusqu'à leur terme ces langages conjoints pour les améliorer par leur rivalité et voir quel concept ils peuvent engendrer.

> «La connaissance ainsi conçue n'est pas une série de théories cohérentes qui convergent vers une conception idéale ; ce n'est pas une marche progressive vers la vérité. C'est plutôt un océan

toujours plus vaste d'alternatives nullement incompatibles (et peut-être même incommensurables) ; chaque théorie singulière, chaque conte de fées, chaque mythe faisant partie de la collection force les autres à une plus grande souplesse, tous contribuant, par le biais de cette rivalité, au développement de notre conscience»[9].

Une méthodologie pluraliste, onirique et surtout négative est alors adoptée. Pluraliste par le jeu qu'elle s'applique à mener de la confrontation de différents registres. Onirique par le fait qu'elle tente de briser un système conceptuel, image du réel. Négative car elle est la pensée d'un écart par une suspension de la loi hiérarchique. Pensée presque anarchiste et pensée dadaïste[10] qui pointe constamment l'extrême contiguïté entre liquidation du transfert et délire, via le temps d'une propre fantasmatisation. Penser l'hypocondrie mais penser autrement : c'est ne plus ignorer le fantasme freudien, même si lui-même, de fait, parle beaucoup du fantasme...

---

9 P. FEYERABEND. *Contre la méthode*, p. 27. Paris, Seuil, 1979.
10 *Ibid.*, p. 18.

CHAPITRE I : POSITION ET DONNEES DU PROBLEME.

1. Définition de l'objet de ce travail.

La plainte somatique serait-elle au rêve ce que la perversion est aux théories sexuelles infantiles ? La plainte somatique, dont l'analogon d'intelligibilité le moins inexact possible, paraît trouver son lieu, dans la théorie analytique, à mi-chemin de l'hypocondrie, comme maladie du discours, et de la mélancolie, comme modalité du travail de deuil et déterrement de son propre cadavre, serait-elle au rêve conçu comme la théorie somatique par excellence, au sens où Freud parle de la vérité de celui-ci en le créditant du pouvoir de nous renseigner à l'avance sur l'état de nos organes[11], ce que la perversion, et en particulier le fétichisme, est aux théories sexuelles infantiles, dont le «fragment de pure vérité» qu'elles contiennent réside dans cette part de génitalité présente à la sexualité infantile qui lui assure une intuition sur la sexualité génitale adulte ? Cette question abrupte figure le sens polémique de développement et l'hypothèse centrale de recherche de ce travail. Sans doute voudrait-elle également en indiquer le style délibéré de traitement : se gardant de toute perspective étiologique, il s'attache à privilégier des «manières de parler» évoquant le registre du modèle et de l'analogie qui permettent de s'approcher d'un ordre et d'une économie là où il n'y a au premier abord qu'apparent chaos, de trouver un accès à l'analyse de la relation qu'entretient le plaignant somatique avec le discours, de faire apparaître le sens dans le non-sens et la contradiction, de confronter enfin à la clinique une élaboration théorique issue et nourrie de celle-ci, pour autant qu'il soit vrai que

> «proposer des modèles, c'est décrire par comparaison, ce n'est pas fournir une explication de cause à effet»[12].

---

[11] S. FREUD. «Complément métapsychologique à la théorie du rêve» *in Métapsychologie*, p. 127. Paris, Gallimard, 1968.

[12] N. ABRAHAM, M. TOROK. *L'écorce et le noyau*, p. 373. Paris, Aubier-Flammarion, 1978.

Ambitieuse tentative d'une théorie générale du corps, dont la problématique absence, telle que la pointe si justement J.P. Valabrega[13], n'a pas manqué de marquer chacune des étapes du présent travail ? Effort de réduction de l'incommensurable distance séparant, dans le corpus freudien et jusqu'en ses dernières élaborations, le champ des névroses actuelles de cet autre champ que constituent les névroses de transfert, au moyen d'un raisonnement analogique qui, établissant par l'imagination une ressemblance entre ce qui est analysable et ce qui ne l'est pas, donnerait peut-être la loi de transformation du corps anatomique et sexué en corps métaphorique et sexuel, du corps de chair comme activité et matière corporelles en corps désirant comme activité représentative, de la plainte somatique comme impensable scientifique en élément de rêve et de pensée ? Soutenue par des données d'observation positive et alimentée en ses questionnements par un matériel clinique concret -les «bilans négatifs»-, notre recherche s'est en fait trouvée confrontée à l'exigence de multiples décentrements. De cette élaboration subsiste et émerge finalement dans la «chose graphique» - «chose corporelle» sans doute aussi, car quelque chose du corps passe dans le mot et en même temps donne corps- un ensemble de notations rhapsodiques. Entre le savoir et le fantasme, entre l'enfant et l'adulte, entre la vie et la mort, aux limites de l'analysable mais au centre même, douloureux, de toute parole, il s'essaie à ébaucher un possible modèle d'intelligibilité de la plainte somatique, où le corps, loin d'être constitué en fétiche par une abusive positivisation, serait à référer, au même titre que le sexe, à la limite dont se désigne dans la pensée le défaut ou le manque. A la recherche d'un effet d'ouverture chez une catégorie de patients réputés, comme l'hypocondriaque, peu gratifiants, et, dont le discours

---

13 J.P. VALABREGA. *Phantasme, mythe, corps et sens*, p. 15. Paris, Payot, 1980.

semble inclure dans le secret de son chiffre un thérapeute voué à l'échec, sorte de verrou à la cellule où ils paient le prix de leur sécurité...

2. Qu'appelle-t-on «bilans négatifs» ?

Une définition positive et abstraite des bilans négatifs occultant la nécessité qu'il y a de toujours sous-entendre un interlocuteur, médecin ou psychiatre, à qui la question d'une nomination de la maladie est posée, mieux vaut d'abord préciser de quelle règle ils constituent l'exception (définition différentielle) et de quelles péripéties communicationnelles ils sont l'aboutissement (définition dans la relation au corps médical).

Des circonstances sont à l'origine de ce centre d'intérêt et de ce propos, que nous ne pouvons nous empêcher d'évoquer comme «rencontres du quatrième type». De la place souvent ambiguë de psychologue-psychothérapeute qu'il nous a été donné d'occuper au sein d'un service de Médecine Interne, petite structure hospitalière comprenant deux secteurs de chacun trente lits et offrant la particularité d'assurer la prise en charge d'un certain nombre de malades «psy» qui, pour ne pas présenter de troubles du comportement trop importants, trouvent là moyen d'éviter une hospitalisation en milieu psychiatrique, l'existence d'un véritable quatrième champ de la symptomatologie somatique nous est en effet peu à peu apparue. Expliquons-nous. Classiquement, la classification des symptômes somatiques repose, pour les psychanalystes comme pour les médecins, psychiatres et somaticiens réunis, sur une opposition à peu près inchangée depuis l'époque de Freud, définissant globalement l'existence de trois territoires. Aux deux extrêmes, les catégories étiopathogéniques sont simples : il s'agit soit d'une maladie somatique due à un facteur pathogène, touchant le corps, soit d'une maladie reconnue psychogène, c'est-à-dire dans laquelle les organes du corps, bien que possiblement algiques ou inhibés quant aux fonctions, ne sont pas touchés. La catégorie intermédiaire, dite psychosomatique, démontre le caractère factice de cette opposition puisque s'y associent à la fois une lésion organique et un facteur psychogène. Or, il s'est imposé à nous que la spéculaire mise en présence -du fait d'une demande émanant pour ainsi dire exclusivement du corps médical et pratiquement jamais des sujets eux-mêmes- de ces irréductibles déviants, inclassables et inguérissables, que constituent les «malades-qui-n'ont-rien» désignés par l'Institution médicale de l'éloquente appellation de bilans négatifs, et de cet autre déviant -«dont le support fantasmatique reste l'interdit du corps»[14]- que représente incontestablement le psychologue médical en milieu hospitalier, participe sans aucun doute possible, à chaque fois qu'elle a lieu, de (et à) la constitution d'un véritable quatrième champ de la symptomatologie somatique : celui d'un corps souffrant qui se dit et se donne à entendre en une parole, sans que pour autant le symptôme, qui concerne le corps, soit forcément en lui ; celui d'un corps parlant-parlé qui, soustrait à ce qui se palpe et à ce qui se voit, à ce qui se montre et qui se démontre, appelle que soit, par sa plainte et en elle, entendue une vérité somatique pourtant déniée par la représentation visible de l'intégrité de l'organe réputé algique ; celui d'un corps engagé dans un langage -lequel se nomme lui-même par une synecdoque corporelle[15]- dans lequel il est représenté, comme en une mise en scène, par un discours en termes d'organes se faisant tour à tour topo-logie, patho-logie et symptomato-logie. Mais, toute algie n'est-elle pas précisément, et peut-être avant tout, une «logie», le mal de l'âme lui-même ne pouvant être exprimé qu'en un langage qui est nécessairement du corps ?

---

14 P. FEDIDA. «A propos du somatique» *in Corps du vide et espace de séance*, p. 75. Paris, Jean-Pierre Delarge, 1977.

15 J.P. VALABREGA. *Phantasme, mythe, corps et sens*, p. 31. Paris, Payot, 1980.

Ce que cette ligne de partage, méthodologiquement requise, a d'arbitraire, ne nous échappe évidemment pas. En premier lieu, il est à souligner que du physiologique se mêle généralement au plus psychogène et du psychique au plus physiopathologique,

> «analyste et médecin se retrouvant renvoyés l'un et l'autre à la béance de leur système interprétatif du symptôme somatique»,

comme le note M.C. Célérier[16]. Mais, ce qui saute aux yeux par-dessus tout, c'est l'habituelle coextensivité du dernier champ par rapport aux trois autres, la plainte somatique étant au malade recourant au médecin ce que le cri est à l'enfant recourant à la mère, en ceci que l'un et l'autre imputent à la personne à qui ils s'adressent un discours où peut s'interpréter leur appel.

Dans le cas de figure le plus courant, l'exercice intellectuel que représente, pour le médecin, la confrontation des deux ensembles que sont le savoir médical et la plainte somatique débouche, par la détermination possible du lieu de leur intersection, sur la nomination de la maladie en quoi consiste le diagnostic. Promesse d'une éventuelle thérapeutique en même temps qu'implicite expression d'une conjecture sur les chances et les délais d'une guérison à venir, il est surtout l'acte de maîtrise par excellence, au moins verbale, modifiant le rapport du malade à sa maladie en ce qu'il montre que ce dont il souffre a sa place dans le système des signifiants que constitue le discours médical,

> «acte qui contribue à lever l'angoisse du malade en ce que ce qu'il a pu éprouver et qui n'était pas rattachable à ce qui pouvait s'interpréter à partir de son savoir sur lui-même, tout ce flot de sensations subjectives pénibles, douloureuses, angoissantes, souvent culpabilisantes, est repris dans le discours médical qui affirme qu'un sens peut être trouvé à ce qui était auparavant pur non-sens»[17].

---

16 M. C. CELERIER. «De la causalité psychosomatique» *in Topique*. Paris, Epi, déc. 1978, n°22, p. 131.

17 J. CLAVREUL. *L'ordre médical*, p. 84. Paris, Seuil, 1978.

Une réduction de la formulation de la plainte somatique s'ensuit le plus souvent. Dans le temps de l'après-diagnostic, où le malade se voit conférer une indubitable existence auprès du corps médical en tant que la douleur qu'il parle et qu'il apporte est articulable dans les signifiants composants d'un syndrome ayant place dans la nosologie, elle subsiste a minima, sous la forme essentielle d'une expression de la souffrance subjectivement éprouvée, non repérable et non décodable en termes médicaux. Elle correspond alors à cette «maladie du malade», selon le mot de Leriche[18], qui désigne sans nul doute le seul discours tenable sur la souffrance comme état de tension interne devant s'achever par une résolution : bruits de fond d'un corps souffrant par conséquent, au sens où l'on dit qu'une lettre, un colis est «en souffrance», c'est-à-dire en attente.

Le cas, plus rare et qui nous retient, est celui des sujets qui viennent à être taxés de bilans négatifs, au terme d'un parcours les ayant menés d'examens biologiques divers en radiographies multiples et d'auscultations répétées en explorations sophistiquées sans qu'aucune étiquette médicale puisse venir donner sens au(x) symptôme(s) et qu'aucune étiologie spécifique, aucune lésion décelable arrive à en rendre compte. Si, dans un premier temps, rien ne distingue leur demande de celle des «vrais malades» en ce sens que, ce qu'ils apportent eux aussi à l'homme du savoir dont ils paraissent attendre à la fois une aide et une sanction, c'est un ensemble offert à l'examen, plaintes et symptômes somatiques entremêlés concernant le plus fréquemment des algies crâniennes ou abdominales à caractère fixe et persistant, il semble que ce soit par contre ici à la plainte somatique dans sa fonction de défi au savoir bien plutôt que dans celle d'appel, que nous soyons essentiellement confronté. L'impossibilité d'une inscription des symptômes dans le

---

18 *Ibid.*, p. 25.

discours médical -qui est avant tout l'impossibilité d'une nomination et d'un cadrage par la nosologie-, l'absence -qui en découle- de mise au point d'une quelconque thérapeutique, exception faite de la prescription d'antalgiques, l'irréductibilité totale enfin de la plainte somatique au silence, opposant à l'inexistante «maladie du médecin» (qui ne voit rien) une très présente «maladie du malade» (qui sait et sent bien qu'il souffre), tout cela, en une sorte d'inversion des rôles, voue le corps médical à être la mauvaise mère frustrante et frustrée, le désigne comme impuissant et mis en échec.

Paradoxalement placé dans la position de «celui qui ne sait pas» devant quelqu'un qui lui affirme que ce que dit sa voix est plus sûr que ce que dit son corps, le médecin est convié à reconnaître, outre l'existence possible de la souffrance et de la douleur indépendamment d'une maladie médicalement repérable -ce qui bat en brèche le mythe d'un «tout savoir absolu» permettant l'accession à un savoir total sur le corps souffrant-, l'acte de déni dont la raison médicale s'institue -la plainte somatique rappelant violemment que la castration ne peut s'entendre si on cherche à la voir ou à se la représenter-. Sans doute est-ce donc poussé par la double crainte et de passer à côté de quelque chose d'organique et de sortir, à l'opposé, du système, de l'ordre médical dirait Clavreul, qu'à l'agression qu'il subit et qui attaque son identité, il réagit d'abord, pour ainsi dire, en sortant son couteau : les coups qu'il donne s'appellent investigations, biopsies, examens complémentaires. Participant tous de cet hyperactivisme médical si caractéristique de la période pendant laquelle, étant encore inconnue ou mal connue, la maladie fait l'objet de tout l'intérêt et de tout le désir du médecin, ils donnent lieu à l'échafaudage de multiples hypothèses en même temps qu'ils constituent une réponse partielle donnée au discours du malade, affirmation que rien ne sera entendu qui ne soit objectivement constatable. L'attachement et la fixation à un symptôme, qu'il soit *cum* ou *sine materia*, ne risquent-ils pas d'être d'autant plus forts que ce dernier aura été la cause d'un intérêt plus grand, voire d'un intérêt «armé» du médecin ? La question mérite d'être posée. Quoi qu'il en soit, c'est au moment où vont s'opposer le nombre et la complexité des explorations pratiquées et la complète absence de résultats concluants (dans le sens d'un bilan «somatiquement positif») qu'au malaise persistant du corps malade va venir répondre, comme en écho, celui naissant mais ne cessant de croître du corps médical, ce dernier terme renvoyant au corps du médecin, érogène et mortel, tout autant qu'à l'organisation médicale, la médecine comme Institution «immortelle».

Que demande en effet le plaignant somatique redevenu, par son exclusion d'un discours lui signifiant son inexistence comme malade, simple «sujet» et avant tout sujet du discours qu'il a à tenir tout seul envers et contre le discours médical, c'est-à-dire contre tous ? A l'un (le médecin), quittant la représentation visible ordonnée par son savoir et sa façon d'être et d'exister comme «regard»[19], de se faire corps en entendant ce qui se dit d'une demande qui porte en elle liés l'amour et la haine, la réparation et la destruction. A l'autre (la médecine), se déprenant de l'acte de méconnaissance dont elle s'institue, par un admettre de ses limites et de sa non-toute-puissance, de se faire douleur en entendant que la castration est digne d'une douleur inouïe dont aucun voir ni aucun savoir ne peuvent répondre. Par cette invitation à l'abandon du vu pour l'entendu, de l'objectif pour le subjectif, la raison médicale ne peut manquer d'être fortement provoquée. Si elle admet d'autant mieux la conversion hystérique (dont il ne saurait être question ici, pour des motifs que nous tenterons d'exposer) qu'elle s'en sert pour expliquer une forme de résistance objective à ses interventions, si elle se justifie empiriquement d'une étiologie et d'une symptomatologie

19 M. SAPIR. *Soignant-soigné : le corps à corps*, p. 7. Paris, Payot, 1980.

psychosomatique dans le cas d'un certain nombre de syndromes typiques (asthme, allergies, ulcères gastro-duodénaux, etc...), elle ne peut en revanche éviter de se sentir fondamentalement mise en cause par la teneur ou le contenu d'allure hypocondriaque d'une plainte, dès lors que celle-ci n'obéit plus à la causalité rationnelle de la douleur entraînée par un trouble fonctionnel ou une lésion : il serait effectivement paradoxal pour elle de tolérer que le somatique, se soustrayant à la réalité positive de l'organe et de sa fonction, puisse devenir vrai d'une illusion ou, en quelque sorte, d'un imaginaire vécu par la seule plainte du malade ! La substantialité somatique, au contraire, n'est-elle pas d'autant plus rassurante que la représentation anatomo-pathologique en constitue et en institue le savoir par le déni de la mort et de la castration, comme le montre P. Fédida[20] ?

C'est donc à proprement parler une crise, une sorte de «décompensation», mettant à la question les fondements mêmes de l'identité médicale, qu'ouvre le sujet qui accuse souffrance et douleur sans qu'aucun diagnostic puisse être posé. Il est frappant de constater à quel point ce patient, qui a suscité un intérêt passionné par les problèmes diagnostiques et thérapeutiques qu'il pose, suscite à présent une hostilité quasi générale. Le médecin somaticien lui déclare abruptement qu'il «n'a rien» ou que «ce n'est rien» (par quoi il faut entendre un «négatif somatique» indiquant la normalité vérifiée des organes réputés algiques), invoque plus élégamment, quelquefois, des troubles «anorganiques», «subjectifs» ou «*sine materia*» (toutes formulations qui dénient à son corps une matérialité que seule pourrait lui conférer une «belle maladie organique»), mais lui signifie, dans tous les cas, que «c'est psychique» -avec tout ce que cet énoncé cliché et fourre-tout, qui est une éviction, peut représenter de blessure

---

20 P. FEDIDA. «L'anatomie dans la psychanalyse», *Nouvelle Revue de Psychanalyse*. Paris, 3, 1971.

narcissique, car n'est-ce pas précisément pour esquiver cette étiquette qu'il a longtemps lutté par une souffrance corporelle ?- Il «rabat» alors vers le psychiatre le «malade» épuisé de sa course non parfois sans le secret espoir, semble-t-il, que cette «psychiatrisation» n'aboutisse à la mise à mort symbolique de ce lamentable «gibier». Clivé par ce dernier, au sens de la notion psychanalytique de clivage[21], le médecin le clive ainsi en retour, puisque c'est en rejetant la plainte concernant les organes que le psychiatre va essayer de la situer ailleurs, dans une globalité il est vrai, mais au détriment de ces organes que l'investigation désigne comme sains.

«C'est psychique». Lorsque ces mots sont lâchés, entendus généralement comme un démenti et un rejet dans la classe inférieure, celle de l'imaginaire et de la subjectivité, bien plutôt que comme un élargissement possible de l'horizon à considérer, s'ouvre donc le second acte d'un dialogue tragique, dont le protagoniste majeur, prenant le relais du somaticien, n'est autre que le psychiatre. Il a pour caractéristique essentielle à nos yeux de rééditer la même séquence d'allure sado-masochiste que celle précédemment évoquée, suscitant comme elle la réponse impuissante et se terminant, comme elle encore, par un non-lieu, faute d'une nomination possible de la symptomatologie présentée. Rupture et continuité vont ici de pair. Sous le coup d'un mouvement de bascule du (négatif) somatique au (possiblement positif) psychique, un des acteurs du drame s'est retiré en coulisses, mais c'est la même pièce que joue et rejoue le patient qui n'a de cesse de proclamer sa souffrance. Le dénouement en est identique, dénégation du «mauvais» qui intervient sous la forme du don réparateur et que le plaignant ne peut, à son tour, interpréter radicalement que comme effet de manque. Une structure spécifique de communication se dégage ainsi

21 J. LAPLANCHE et J.B. PONTALIS. *Vocabulaire de la psychanalyse*, pp. 67-69. Paris, P.U.F., 1967.

peu à peu de la relation, dont les maîtres mots sont répétition et réduplication. Car la plainte somatique semble bien avoir ce pouvoir hypocondriaque de susciter la réponse impuissante, creuset d'une gémellité imaginaire et d'une symétrisation en miroir où l'autre fonctionne comme projection nécessaire de la frustration. Le mécanisme paraît simple. Ce à quoi le psychiatre tend imaginairement à s'identifier est le moi maternel idéalisé de la plainte du malade. Cette identification le porte à parler et à agir dans la représentation autogratifiante idéale de l'objet bon. Frustrant le patient par son verdict dès lors que celui-ci est négatif, il est, à l'instar de la «mauvaise mère», frustré par lui en retour puisque tenu dépendant de son impuissance à être tout. Le malade dépersonnalise l'autre pour en faire seulement le support anonyme et impersonnel de l'instance interne que, par projection, il lui confie. L'identification projective est là à l'œuvre, doublée d'une sorte de rétro-projection. Peut-être suggère-t-elle l'hypothèse d'une pathogénie relative à l'organisation narcissique primaire.

Ce qu'il advient de la rencontre avec le psychiatre de ce sujet dont les symptômes, bien qu'invalidants, restent toujours des plus banals, n'a pas manqué de nous surprendre. Eriger la plainte somatique, ou plutôt sa discordance d'avec l'intégrité corporelle, en entité nosographique ou en faire la manifestation privilégiée d'une structure donnée serait certes un non-sens. Comme c'est le cas pour l'anorexie, l'alcoolisme ou la boulimie,

> «la précision et la simplicité de la délimitation symptomatique ont en effet pour corollaire une inscription on ne peut plus large dans le champ des structures de référence, qui finit par couvrir toute la nosographie»[22].

Ne pas tenter le repérage de différentes modalités par lesquelles il serait possible d'aborder la question de la plainte somatique sans substrat organique décelable nous paraît en

---

22 L. IGOIN. *La boulimie et son infortune*, p. 131. Paris, P.U.F. 1979.

revanche étonnant. Il est vrai que les registres à faire fonctionner, à titre de paradigmes, sont nombreux : l'hystérie et ses douleurs polymorphes en l'absence de toute lésion réelle, l'hypocondrie et ses maux imaginaires conduisant à des comportements de recherche étiologique et d'appel au secours médical, la dépression et ses équivalents somatiques rapprochés dans les anciens traités de psychiatrie (Griesinger, Esquirol) du chapitre de l'hypocondrie, la mélancolie et son ressassement d'une plainte ayant sens d'un travail de deuil. C'est donc moins un symptôme qu'un signe qui est en cause, vécu différemment selon l'économie psychique au sein de laquelle il prend place. Soulignons pourtant d'emblée que, dans les cas de bilans négatifs rencontrés, l'un des quatre pôles énoncés ne saurait être pertinemment maintenu : celui de l'hystérie. Si certains traits de personnalité montrent parfois l'agencement bien particulier des défenses, les principaux caractères des troubles signalés ne semblent en effet rien devoir à cet ordre, comme en témoignent leur monotonie et leur banalité. Fixes et persistants, véritablement lancinants, et circonscrits à un seul territoire, ils s'opposent point par point à la symptomatologie habituellement mouvante et flottante de la «belle indifférente». L'entrée dans la relation avec le corps médical ne les atténue ni ne les déplace. L'histoire médicale antérieure n'en révèle ni une quelconque répétitivité ni d'éventuelles migrations ou métamorphoses. Leur mode d'expression, empreint de la mesure d'une authentique souffrance, ne donne lieu à aucun théâtralisme. Ni déplacements ni métaphores, ils présentent en cela quelque analogie avec ces symptômes dépourvus de sens dont parle Freud à propos des névroses actuelles[23]. Disons plus exactement que, à l'encontre du sens primaire des symptômes névrotiques, il n'ont qu'un sens secondaire, acquis après coup, et n'ayant pas donné le branle au processus de formation symptomatique.

---

[23] S. FREUD. *Introduction à la psychanalyse*, p. 365. Paris, Payot, 1973.

N'est-ce point donc à une certaine «anti-hypocondrie» du psychiatre, apparaissant comme l'expression même de sa vocation médicale, qu'il nous faut attribuer la tenace préférence de celui-ci à la conclusion de bilans négatifs plutôt qu'à celle de préoccupations de type hypocondriaque ? A l'exemple de ses confrères somaticiens, il nous semble adhérer à une conception de l'hypocondrie vicieusement fondée sur une référence à la matérialité du fait motivant la plainte. Freud n'a d'ailleurs pas échappé à ce mirage. Lui supposant une matière, il écrivait :

> «L'hypocondrie doit avoir raison, les modifications organiques ne peuvent pas non plus manquer dans son cas.
> En quoi peuvent-elles donc consister ?»[24].

Sa réponse est connue : l'érogénéité. Notons que cette façon bien médicale de s'interroger sur le fait de savoir si le malade «a tort» ou «raison» traduit, dans le premier cas, une anti-hypocondrie manifeste, assise sur la notion de maladie *sine materia*, et, dans le second, une connivence avec la maladie tout aussi agressive, où se démasque l'hypocondrie propre du psychiatre, médecin malgré lui, mais en réalité malade imaginaire ! Dans l'un et l'autre cas, une identification se produit. La «rencontre de deux narcissismes» est probablement mieux analysée et mieux connue par le psychiatre que par son vis-à-vis : il sait qu'elle comporte un risque létal à partir du moment où Narcisse se nomme en se reconnaissant dans la fontaine. «*Iste ergo sum*», s'écrie le Héros du poète (Ovide, *Les Métamorphoses*, III, 463). Mais le psychiatre se refuse à proférer cette parole mortelle. Aussi, préférant l'aveu de son ignorance, déclare-t-il : «Je ne comprends pas de quoi il s'agit», «Je ne vois pas».

---

24 S. FREUD. «Pour introduire le narcissisme» *in La vie sexuelle*, p. 89. Paris, P.U.F., 1969.

3. Un fil conducteur : le registre de l'hypocondrie.

Regroupant à présent les lignes de force qui s'en dégagent pour appréhender la nature du registre dans lequel les bilans négatifs semblent pouvoir s'inscrire, des significations générales apparaissent. En premier lieu, et contrairement au discours médical, le discours du plaignant somatique ne renvoie à rien, tout au moins à rien de visible. Dans la lignée de la formulation des théoriciens de Palo Alto selon laquelle chaque comportement humain peut être considéré comme un jeu, un processus de communication, où les sujets communiquent et métacommuniquent pour influencer l'autre, il est donc permis d'avancer que le jeu des bilans négatifs appartient à la catégorie des jeux sans fin, patient et médecin étant coincés l'un et l'autre dans une double impasse communicationnelle, un «double bind» difficile à dénoncer. Jeu du patient qui peut-être n'a rien et du médecin qui ne voit rien, où une double cécité est en cause : celle du médecin qui ne voit rien là où le patient lui dit qu'il y a quelque chose et celle du malade à qui on cherche à suggérer l'existence d'un conflit mais qui n'y voit goutte. En termes winnicottiens, l'établissement de ce type de dialogue serait caractérisé par le non-chevauchement des aires personnelles intermédiaires des deux sujets, l'un prétendant faire accepter à l'autre l'objectivité de ses phénomènes subjectifs. S'agissant plus précisément, chez le patient, de la clôture d'un discours que l'autre ne peut comprendre en l'absence d'un troisième terme appartenant à une réalité extérieure partagée, on pourrait dire que celui-ci, par internalisation de l'espace transitionnel, n'arrête pas de prendre son dedans «comme tout l'espace du symbolique»[25]. Deux discours se rencontrent, mais chacun se révèle à l'autre comme le lieu où surgit une réponse pour laquelle aucune instance tierce ne vient plus assurer le bien-fondé : l'analogie avec le discours psychotique s'impose.

---

25 C. CALLIGARIS. «Que veut l'hypocondriaque ?», *Ornicar*. Paris, 1978, n°14, pp. 53-63.

Partant de ce constat d'une relation en «double lien» qui est aussi une relation «autour d'un rien» puisque son objet n'existe pas en tant que tel, notons en second lieu la véritable tendance répétitive dont elle semble participer. Attirant paradoxalement l'attention de bien des soignants sur lui en regard de la banalité des symptômes évoqués, c'est en effet la même séquence de comportement, ponctuée des mêmes différentes phases, que le patient réédite avec chacun d'entre eux. N'est-ce donc point là en fin de compte le seul vrai enjeu des débats, le plaignant somatique y trouvant la preuve que, sorte de miroir-témoin et de mauvaise mère, le corps médical tout entier n'en sait pas plus long que lui ? En termes kleiniens, cette continuelle nécessité pour le patient de se faire confirmer dans sa toute-puissance par la mise à l'épreuve réitérée du masochisme de l'autre, serait alors à référer à la position maniaque. S'il permet de lutter contre les angoisses dépressives[26], le recours aux défenses de caractère maniaque est avant tout un refuge devant les situations paranoïaques difficiles à maîtriser[27], devant la peur qu'inspirent en particulier des persécuteurs intériorisés, le couple parental par exemple. Liée intimement à l'ambivalence puisque passant par une identification obligée aux mauvais objets, en même temps que par une négation de la terreur qu'ils suscitent, la toute-puissance permet ainsi au moi du jeune enfant, mais aussi de l'adulte lorsque celui-ci fonctionne au niveau de la plus grande archaïcité, de s'affirmer, jusqu'à un certain point, face à ses persécuteurs internes. En l'absence de moyens plus appropriés pour traiter efficacement la culpabilité et l'angoisse, la défense maniaque agit donc en liaison étroite avec la défense obsessionnelle : les échecs renouvelés des tentatives de réparation du sujet poussent le moi de ce dernier à recourir à un mécanisme de remplacement. De ce point de vue, il faut par conséquent, dans les bilans négatifs, que la

---

26 M. KLEIN. *Essais de psychanalyse*, p. 346. Paris, Payot, 1968.
27 *Ibid.*, p. 327.

question de la nomination du mal se pose et continue à se poser toujours : la mesure du triomphe remporté sur les mauvais objets internes en dépend, qui est fonction de l'impuissance repérée chez l'autre. De là assurément, entre le corps médical et le corps qui se déclare malade, un jeu impressionnant de négations et contre-négations, par où, ayant à nouveau pointé le caractère primitif de la problématique suggérée, nous pouvons en dernier lieu souligner l'importance de l'attitude négatrice dans le discours du plaignant somatique. Car, en opposant au «rien» conclusif du médecin un «quelque chose» qui tienne son savoir en échec, c'est un acte essentiellement positif que le patient, dans un mouvement de défense, effectue. «Quelque chose plutôt que rien». Comme invite à le penser cette célèbre formule, qui est en raccourci la devise fétichiste, c'est même d'un déni dont il semble s'agir. Le bilan négatif serait-il donc alors un des destins possibles de la *Spaltung* perverse ? Les choses sont plus complexes. Certes, comme le fétichiste, le plaignant somatique annule et agrée dans le même temps un savoir portant sur la réalité, savoir d'autant plus ambigu qu'il est celui d'une absence (celle de la maladie faisant ici écho à celle du pénis maternel dans la perversion évoquée) : il sait qu'il n'a «rien» médicalement parlant mais persiste à croire qu'il a «quelque chose». Alors que le fétichiste recourt à l'objet pour remplacer le mot absent, comme le montre G. Rosolato dans son analyse du cas cité par Freud[28], c'est cependant tout au contraire aux mots que paraît recourir le bilan négatif pour remplacer les choses, ceux-ci devenant comme le lieu véritable de la modification des organes. En d'autres termes, si «l'objet prend le relais des mots» chez le premier, avec le second cet ordre se renverse : la logique du discours compte exclusivement, les mots étant à proprement parler traités comme des choses. Il en résulte cette situation paradoxale où, l'état des organes ne

---

[28] G. ROSOLATO. *La relation d'inconnu*, p. 27. Paris, Gallimard, 1978.

pouvant tenir qu'aux mots actualisés dans la plainte, la parole devient donc la seule surface projective possible du somatique. Ainsi est-ce en niant la négation du discours soignant que le patient assure à l'organe réputé algique l'éternité d'une présence ne consistant finalement qu'en l'hallucination verbale de celui-ci dans la parole. «Quelque chose est quelque chose» est alors cyniquement valable mot pour mot. Entendons par là que

> «la prédominance de la relation de mot sur la relation de chose»[29]

assure à l'organe une représentation dans la pensée sur la base d'une analogie ou identité d'expression verbale, formule en laquelle nous reconnaissons facilement, outre celui du discours schizophrénique, le processus même de formation du discours hypocondriaque.

L'hypocondrie : il y a là pour nous un fil conducteur, une sorte de référence privilégiée, qu'il nous a paru pertinent de faire fonctionner tant dans notre tentative d'analyse de la relation malade-médecin que dans nos propres rencontres avec les patients au cours d'entretiens demandés pour ainsi dire exclusivement par le corps médical à des moments de «crise». Notre recours à ce registre comme modalité de lecture possible des bilans négatifs n'est pas à entendre comme diagnostic, encore moins comme structure, notre propos n'étant en aucun cas d'affirmer que nous sommes en présence d'hypocondriaques. Faisant bien plutôt l'hypothèse de la coexistence, au sein de l'économie psychique des patients rencontrés, de vastes secteurs non-élaborés et de problèmes névrotiques -au sens où, parlant des névroses actuelles dans son *Introduction à la psychanalyse*, Freud dit d'elles

> «qu'on les trouve plus souvent combinées entres elles ou avec une affection psychonévrotique»[30]-,

---

[29] S. FREUD. «L'inconscient» *in Métapsychologie*, p. 117. Paris, Gallimard, 1968.

[30] S. FREUD. «L'inconscient» *in Métapsychologie*, p. 117. Paris, Gallimard, 1968.

c'est comme thème et paradigme que nous recourons à l'hypocondrie. D'autres parcours, faisant appel à d'autres figures, restent possibles. Nous en avons signalé quelques-unes : la perversion, la dépression, la manie, la mélancolie. Sur ces différents jalons, la dimension hypocondriaque présente cependant l'avantage à nos yeux, outre de prendre en compte les significations générales de la relation malade-médecin, d'articuler les aspects les plus essentiels de la plainte somatique sans substrat organique décelable. Trois d'entre eux méritent d'être soulignés :

1) c'est essentiellement en un discours questionnant d'autres discours qui se qualifient de soignants, que consiste en dernier ressort le bilan négatif, puisque la symptomatologie s'y confond avec le langage tenu par le malade. La proximité de l'hypocondrie en tant que maladie du discours s'impose donc.

2) c'est, plus qu'un état, une sorte de point nodal, un point de bascule devançant souvent de peu le moment de l'entrée dans la maladie, que constitue le bilan négatif. A en croire, dans l'après-coup, l'expérience du corps médical, le devenir fréquemment morbide de celui-ci sous la forme d'affections organiques ou psychiques graves (cancer, bouffée délirante, etc...) le désigne en effet rétrospectivement, en même temps que doté, à l'instar du rêve[31], de capacités diagnostiques certaines, comme le précédent historique probable des symptômes à venir de multiples maladies. Nous reconnaissons donc ici, étendue à la pathologie organique, la formulation freudienne globale de l'articulation temporelle de l'actuel et du névrotique, celle en particulier de l'hypocondrie et de différentes formes psychopathologiques, au premier rang desquelles, dans son intime dépendance d'une théorie sous-jacente du corps souffrant, la paranoïa[32].

---

[31] S. FREUD. «Complément métapsychologique à la théorie du rêve» *in Métapsychologie*, p. 127. Paris, Gallimard, 1968.

[32] S. FREUD. *Introduction à la psychanalyse*, p. 368. Paris, Payot, 1973.

3) c'est enfin par leur monotonie et leur banalité que paraissent se caractériser avant tout les symptômes atypiques des bilans négatifs, qualités qui sont celles-là mêmes de l'affect uniforme de la névrose d'angoisse[33]. Sans doute, dans un certain nombre de cas, les équivalents somatiques de celle-ci viennent-ils donc, en un déplacement du dehors au dedans, nourrir des préoccupations d'ordre hypocondriaque.

Ainsi notre propos se trouve-t-il de part en part traversé par la dimension de l'ACTUEL. Qu'est-il cependant convenu d'entendre exactement sous ce vocable désignant, dans le corpus freudien, un groupe de névroses situées, en quelque sorte, en marge de la psychanalyse ? C'est ici que notre intérêt s'éveille, le recours à l'hypocondrie invitant, comme en retour, à questionner le registre dans lequel elle s'inscrit.

---

33 S. FREUD. «Qu'il est justifié de séparer de la neurasthénie un certain complexe symptomatique sous le nom de «névrose d'angoisse» *in Névrose, psychose et perversion*, p. 21. Paris, P.U.F., 1973.

CHAPITRE II : LES BILANS NEGATIFS OU «UNE CERTAINE MANIERE D'UTILISER UN CERTAIN DISCOURS».

1. Brièvement, des histoires.

Après l'échec du psychiatre appelé à la rescousse comme spécialiste de l'âme invisible, le premier geste médical, en l'absence de toute réduction de la plainte, est donc généralement l'envoi au psychologue. L'invariabilité du moment de la demande est à souligner, qui semble lui assigner pour objet le refoulement des fantasmes inconscients, propres au service, que le plaignant somatique a fait peu à peu émerger. C'est dans ce cadre que nous avons rencontré les bilans négatifs dont nous parlerons, au cours d'entretiens dont les possibilités furent parfois limitées par leur trop grande proximité d'une date de sortie déjà arrêtée. Dans un certain nombre de cas pourtant, la poursuite de ces derniers sous la forme de consultations externes hebdomadaires a indiscutablement permis l'accomplissement d'un véritable travail, allant jusqu'à «susciter» chez l'un d'entre eux le déplacement même des symptômes. Nous tenterons de dessiner les grands traits de ces destins fort dissemblables qui sont avant tout des histoires.

Les quatre cas que nous allons relater concernent des personnes apparemment tout à fait ordinaires qui ont en commun, au delà de problématiques individuelles variables, d'accuser souffrance et douleur sans qu'aucun diagnostic puisse être posé. Pour être plus exact, s'il est vrai, comme l'écrit M.C. Célérier, que

> «la souffrance physique fut-elle la plus hystérique ou la plus hypocondriaque doit avoir un substratum physique au moins microchimique»[34],

[34] M.C. CELERIER. «De la causalité psychosomatique» *in Topique*. Paris, Epi, déc. 1978, n°22, p. 131.

ces patients présentent avant tout la caractéristique d'être uniformément porteurs d'une plainte somatique sans substrat organique décelable. Entreprenons donc à présent de rendre audibles leurs propos, égrenés en des entretiens laborieux dont l'aspect souvent éprouvant pour nous n'est pas sans évoquer le juste tableau que brosse M. Balint, parlant de la plainte en général :

> «Il est vrai que nous ne donnons pas -comme le font les médecins- des sédatifs, des tranquillisants, des anti-dépressifs et autres médicaments à nos patients, mais peut-être nous est-il d'autant plus difficile de supporter des plaintes que nous ne sommes pas en mesure de soulager. Pour pouvoir agir sur elles, pour donner quelque chose qui les fasse cesser, nous avons recours à des interprétations, et si celles-ci ne suppriment pas les plaintes, nous essayons de déterminer ce qui en est responsable : nous-mêmes, du fait de notre mauvaise technique ; le patient, du fait de sa maladie incurable, de sa destructivité, de sa régression profonde, du clivage de son Moi, et ainsi de suite ; ou son environnement, et en particulier ses parents, à cause de leur manque de compréhension, de l'indifférence avec laquelle ils l'ont élevé, etc... ; récemment un vieux bouc émissaire semble avoir été ressuscité à cet effet : l'hérédité. Ainsi se développe une chaîne sans fin... mais aucun véritable changement n'intervient»[35].

CAS I : Madame C., 40 ans, entre à l'hôpital sur les conseils de son médecin traitant, mais cette hospitalisation semble correspondre également à son désir. Elle se sent très fatiguée depuis quelque temps et présente actuellement des douleurs, décrites comme lancinantes, dans l'hypocondre gauche, douleurs qui ont été mises un moment sur le compte de problèmes gynécologiques pour lesquels elle est suivie par ailleurs. A l'exception d'une très discrète et très peu stable anémie que montre épisodiquement sa numération sanguine, rien de notable ne peut être présentement signalé. Son histoire médicale antérieure révèle en tout et pour tout l'existence d'un

---

35 M. BALINT. *Le défaut fondamental*, p. 249. Paris, Payot, 1977.

épisode eczémateux à l'âge de quatre ans et celle d'adénopathies, toujours bénignes, durant l'enfance. Elle s'est décidée à consulter son médecin, précise-t-elle, à la suite de sensations vertigineuses, éprouvées pour la première et seule fois il y a quelques semaines et qu'elle attribue, tout en demeurant très sceptique, à l'opiniâtreté de ses douleurs dont elle affirme qu'elles commencent à l'épuiser véritablement. Au terme de multiples explorations, Madame C. n'a apparemment rien, qui soit médicalement pensable.

Lorsque nous l'avons rencontrée pour la première fois, Madame C., arborant un large sourire, a tenu à nous faire remarquer qu'elle n'avait jamais connu le moindre problème d'ordre psychologique. Cadre de gestion dans une entreprise de publicité, elle paraît bien plus jeune que son âge et n'aborde avec aisance et facilité, en dehors de sa «maladie» sur laquelle elle est intarissable, qu'un seul et unique sujet auquel elle revient sans cesse : son travail. Donnant force détails techniques et pointant avec insistance la forme d'indépendance qu'il lui procure, elle le décrit comme très absorbant, un lieu surtout où «il faut en vouloir». Elle est divorcée depuis trois ans, d'un commun accord avec son mari -«par lassitude», dit-elle- et parle de cette séparation comme d'une inévitable fatalité, l'habitude ayant dans tout couple rapidement raison de l'affection. Durant ce mariage, elle a fait une fausse couche à sept mois avant d'accoucher d'un enfant mort à la naissance, événements qui ont, semble-t-il, joué un certain rôle dans le divorce, mais la patiente se montre très réservée sur ce sujet. Après son divorce, Madame C. a entrepris d'obtenir une licence de sciences économiques -qu'elle vient d'ailleurs de brillamment réussir-, plus pour se prouver qu'elle est capable de quelque chose, affirme-t-elle, que par véritable nécessité. Elle décrit cependant de nombreuses difficultés actuelles dans son travail. Sorte de toile de fond permanente, une «invraisemblable fatigue» l'écrase depuis quelques mois, à propos de laquelle elle invoque le bruit fait par des voisins dans son immeuble et qui l'empêcherait de dormir. De récentes vacances ne lui ont toutefois pas permis de récupérer, le sommeil étant toujours long à venir. Malgré un épuisement croissant de jour en jour, elle a continué son travail jusqu'à ce que surviennent vertiges et douleurs. A présent en arrêt de maladie, elle dit sa satisfaction à l'idée d'une possible trouvaille de l'origine de ses maux, mais déplore vivement son «désœuvrement».

Les divers entretiens avec Madame C. furent, dans l'ensemble, extrêmement difficiles : invitée à parler d'elle-même, elle revenait inlassablement ou à des considérations d'ordre très général ou à l'interminable inventaire de son état somatique interne, la vie de ses organes et les prescriptions médicales étant à l'évidence les seuls objets de son attention du moment. Froide et distante, elle nous donnait, l'impression de participer sans conteste à une sorte d'interrogatoire policier dont il lui aurait fallu esquiver les questions par la ruse. Tout cela, marqué par le va-et-vient incessant d'angoisses paranoïdes importantes tour à tour intérieures au corps (persécutions hypocondriaques) et faisant retour du dehors après y avoir été projetées (persécutions paranoïaques), la désignait à nos yeux comme fondamentalement dépressive, registre dans lequel venaient s'inscrire également la fatigue et la perturbation du sommeil continuellement exprimées. Peu de temps avant sa sortie, Madame C. «avoua» qu'elle se sentait parfois «déprimée» et aurait alors fait «n'importe quoi» mais elle essayait violemment de se défendre de cette souffrance en prenant, dans la relation, une attitude hautaine, comme elle prenait, dans le travail, le franc parti d'une hyperactivité débridée.

Se manifestant avant tout par une transformation radicale de l'économie des investissements, l'état dépressif de Madame C. nous est essentiellement apparu en correspondance parfaite avec la notion de dépression somatique proposée par P. Fédida[36], semblant partager un véritable isomorphisme

---

[36] P. FEDIDA. *L'absence*, p. 76. Paris, Gallimard, 1978.

structurel avec la maladie organique : même retrait de l'intérêt et de la libido des objets du monde extérieur, même concentration de ceux-ci sur l'organe réputé algique, bref, même réorganisation narcissique fortement auto-érotisée par les souffrances et les douleurs organiques et économiquement protégée par l'égoïsme somatique du malade, avec cette différence pourtant que, dans le second cas,

> «les sensations pénibles sont fondées sur des modifications démontrables».

Nul doute par conséquent qu'il s'agisse là d'une «régression» absolue, au sens temporel et topique du terme[37], le narcissisme primitif étant justement désigné par Freud comme celui à la fois du dormeur et du malade somatique mais aussi de l'hypocondriaque.

> «L'état psychique des dormeurs se caractérise par un retrait presque total du monde environnant et par la suspension de tout intérêt pour lui»[38],

formulation reprise en des termes identiques dans *Pour introduire le narcissisme* lorsqu'il parle de la maladie organique avant d'en venir à l'hypocondrie[39]. Une continuité dépression-soma-sommeil-hypocondrie paraît donc pouvoir être dégagée, déjà pressentie par les anciens, tel Griesinger, sous la forme d'une communauté de structure entre hypocondrie et dépression désignée comme neurasthénie somatique. Madame C. donne ainsi l'impression, comme le malade organique, de confier à son évolution somatique le soin de résoudre ses impasses conflictuelles. L'alternance notée par Freud entre cessation de vie amoureuse (retrait de la

---

37 J. LAPLANCHE et J.B. PONTALIS. *Vocabulaire de la psychanalyse*, pp. 400-401. Paris, P.U.F., 1967.

38 S. FREUD. «Complément métapsychologique à la théorie du rêve» *in Métapsychologie*, p. 126. Paris, Gallimard, 1968.

39 S. FREUD. «Pour introduire le narcissisme» *in La vie sexuelle*, pp. 88-89. Paris, P.U.F., 1969.

libido d'objet) et déclenchement de la maladie (libido narcissique) va dans le même sens, suggérant des corrélations bien précises entre les deux processus[40]. Comme la maladie somatique, l'état dépressif de Madame C. raconte-t-il peut-être la catastrophe d'une rupture amoureuse...

CAS II : Madame P., 39 ans, entre dans le service en catastrophe pour une douleur crânienne droite qu'elle situe avec précision au niveau de l'os pariétal et réclame, très déterminée, la pratique d'un scanner afin de savoir ce que celle-ci «cache». Ancienne étudiante en médecine, elle craint que son cerveau ne soit atteint et expose à qui veut bien l'entendre les multiples raisons qu'elle a de suspecter une pathologie grave. Elle décrit très exactement un «point» douloureux, fixe et persistant, sans paroxysme ni répit, qui serait apparu il y a un mois environ, soit cinq mois après son deuxième accouchement. Quelque temps avant, précise-t-elle, elle a présenté à cet endroit même d'importants furoncles du cuir chevelu, maintenant guéris comme ne tarde pas à le confirmer le dermatologue appelé à son chevet. N'ayant, à ses dires, jamais éprouvé la moindre céphalée, elle s'étonne surtout qu'il puisse être possible d'être ainsi accablé et dénonce sans relâche la «faiblesse insigne» de toutes les descriptions «boiteuses et pâlottes» que le corps médical tente en vain d'en faire pour «peut-être» l'identifier. C'est à proprement parler, avec elle, de l'inexprimable et de l'insaisissable dont il semble s'agir. Convaincue de ne pouvoir se faire comprendre sinon d'une manière très approximative, elle paraît en cela rejoindre trait pour trait le tableau que dresse Freud de l'hypocondriaque évoquant ses douleurs :

> «Le neurasthénique (hypocondriaque affecté de névrose d'angoisse) qui décrit son mal donne l'impression d'accomplir un travail mental bien au-dessus de ses forces (...). Il cherche ses

---

40 *Ibid.*, p. 89.

expressions, rejette toute qualification de ses douleurs proposée par le médecin, même lorsque l'exactitude de cette dernière est ensuite indubitablement reconnue. Il pense évidemment que la langue est trop pauvre pour lui permettre de dépeindre ses sensations ; ses sentiments eux-mêmes sont quelque chose d'unique, de jamais vu encore, que l'on ne saurait parvenir à décrire parfaitement. C'est pourquoi il n'est jamais las de donner toujours de nouveaux détails, et s'il est forcé de s'interrompre, il garde sûrement l'impression de n'avoir pas réussi à se faire comprendre du médecin»[41].

S'il y a, pour Madame P., l'équivalent d'une double lésion imaginaire, celle de son cerveau répondant comme en écho à celle de l'idéal médical qui a pu la guider autrefois, toutes les explorations pratiquées, souvent à sa demande, ne révèlent cependant rien d'anormal. Etiquetée «bilan négatif», Madame P. peut sortir au terme d'une dizaine de jours d'hospitalisation.

Lorsque nous avons rencontré Madame P., son aspect physique nous a particulièrement frappé. Livide et fatigué son visage s'éclaire, dès qu'elle parle d'elle-même, d'un sourire indéfinissable, un peu comme si, blessée, elle portait en silence une souffrance intérieure qu'il serait interdit d'évoquer. Son histoire nous la montre d'ailleurs constamment dans un rôle de victime. Atteinte à l'âge de huit ans d'une poliomyélite contractée, selon elle, à la suite d'une erreur de vaccination -qui aurait consisté en l'inoculation d'un produit périmé- et n'ayant heureusement gardé de cette affection aucun handicap véritable, elle revient sans arrêt sur cette douloureuse période de son existence. Et c'est le sentiment, très tôt éprouvé, d'être différente des autres parce que «malade» qui occupe le devant de la scène. L'évocation de ce statut d'exception la fait aussitôt associer sur l'immense fatigue qu'elle dit ressentir depuis la naissance de son deuxième enfant. Elle relie du reste, à certains moments, sa

41 S. FREUD, J. BREUER. «Mademoiselle Elisabeth v. R...» *in Etudes sur l'hystérie*, p. 107. Paris, P.U.F., 1967.

douleur crânienne à cet accouchement. Son deuxième enfant, une fille, était cependant désiré, surtout par elle car, précise-t-elle, «mon mari avait déjà son garçon». Récemment toutefois, la fatigue s'est mise à la rendre nerveuse et elle s'est vue ne plus pouvoir supporter ni son mari ni son fils de trois ans qu'elle avoue, très culpabilisée, avoir souvent eu envie de frapper. Elle explique également que par le passé, et en particulier juste après son mariage, la relation avec son mari, gentil mais très colérique, «ne tolérant pas qu'on lui résiste un instant», a été fréquemment difficile et empreinte de beaucoup de violence. Comprenant qu'à de telles disputes son mari prenait «un certain plaisir», elle essaie maintenant de les éviter et ne répond plus aux provocations. «Il fallait bien que quelqu'un cède !» dit-elle alors, esquissant son imperturbable sourire. Madame P. parle aussi des difficultés fort nombreuses au sein de son travail. Ayant arrêté en cinquième année des études médicales, «prodigieusement ennuyeuses et n'étant pas une vie pour une femme», elle s'est rabattue sur la pharmacie, passant son diplôme de préparatrice. Son patron menacerait à présent de la licencier pour n'avoir pas apprécié le mois de vacances que, sans le prévenir, elle s'est accordé après l'accouchement, en plus des congés légaux. La patiente semble accepter ce fait comme une fatalité, n'envisageant même pas les gros problèmes financiers qui ne manqueraient pas de surgir.

Dans ce tableau répétitivement marqué de la dimension de l'échec et de la souffrance, ce qui frappe manifestement tout d'abord c'est l'attitude résignée, confinant à la soumission de Madame P. face aux conflits privés et sociaux de son existence. Invariablement, dans le cadre de son travail comme dans celui de son couple, elle semble se retrouver dans la position de celle qui doit supporter et se taire, de celle surtout qui, sans avoir les moyens d'y répondre, n'a de cesse d'être en butte à l'agressivité et à la violence de l'autre. C'est aussi sans mot dire et sans réagir, qu'elle endure comme autant de coups du destin les multiples frustrations externes que lui imposent apparemment sans relâche la réalité et les circonstances extérieures. Sans doute est-il donc en première approximation permis de penser que cette attitude docile et soumise dans laquelle elle paraît s'être figée et qui est tout entière sujétion et passivité s'est très tôt enracinée chez notre patiente dans l'expérience précoce de sa maladie, véritable *«fatum»* et injustice du sort, vraisemblablement ressentie comme telle. Cependant, délaissant le point de vue de l'objet pour nous intéresser à celui du sujet, c'est le rôle prévalent et déterminant à la fois de la frustration conçue comme interne qui se révèle à nous de façon très criante, Madame P. se refusant à l'évidence, par suite d'une fixation ou de conflits internes, toutes les formes de satisfaction que pourrait lui offrir la réalité. C'est à ce niveau la satisfaction effective de son propre désir, la satisfaction de ses propres demandes pulsionnelles que la malade se refuse à proprement parler. Et finalement, moins que l'impossibilité de recevoir une satisfaction d'aucune sorte, c'est la réponse à une exigence bien précise impliquant un mode donné de satisfaction qui est en jeu. La notion de masochisme moral s'impose ici, Madame P. recherchant avant tout la position de victime, que celle-ci lui soit indistinctement infligée

> «par une personne aimée ou indifférente, par des puissances ou des circonstances impersonnelles»[42].

Ce qu'elle rapporte de la relation avec son mari ressemble ainsi fort à un rapport sado-masochiste. Que dire aussi de cet enfant désiré par elle et qui se place comme en contrepoint du garçon dévolu maintenant au désir du père ? Que dire encore de ces études de médecine si soudainement arrêtées au bénéfice d'une profession dont le choix surprend en regard du

---

42 S. FREUD. «Le problème économique du masochisme» *in Névrose, psychose et perversion*, p. 293. Paris, P.U.F., 1973.

niveau de l'intéressée ? Que dire enfin de l'invraisemblable situation dans laquelle elle s'est mise au sein de son travail, franche manifestation d'auto-punition ? Comme s'il s'agissait de maintenir sans répit une certaine quantité de souffrance, une forme de «douleur» venant à être relayée par une autre, Madame P. semble s'évertuer à contrer un à un chacun de ses désirs personnels et supporte ces frustrations répétées en se mettant dans la position de bonne-mère bonne-épouse, position que la naissance d'un deuxième enfant a encore révélée dans sa nécessité contraignante. L'agressivité ressurgit pourtant parfois contre l'autre, et à cette occasion l'envie de frapper son fils émerge, sorte de retournement secondaire de la pulsion masochiste.

Si, dans ces conditions, nous nous demandons quelle sorte de regard plausiblement porter sur le symptôme somatique évoqué, c'est une lecture plurielle qui nous paraît devoir être faite, dont les diverses modalités ont en commun de renvoyer à une problématique essentiellement narcissique. Sans doute réactualise-t-il sans conteste toute la question de l'image du corps déjà si douloureusement atteinte chez Madame P. par la maladie antérieurement contractée, l'obligeant ainsi d'une certaine façon à s'occuper pour une fois exclusivement d'elle-même. Partant, le symptôme s'inscrit donc aussi, vraisemblablement, comme demande de reconnaissance en tant que sujet désirant, demande déjà exprimée dans son désir d'avoir un enfant «à elle» mais qui ne semble avoir pu jusqu'alors ni être mise en place ni être entendue. Dans cette optique, le corps serait en conséquence le seul lieu où quelque chose du désir peut venir encore à se signifier, fût-ce dans une langue demeurant à jamais incompréhensible. C'est cependant avant tout en tant qu'il participe à coup sûr de la répétition trait pour trait d'un scénario sado-masochiste primitivement constitué autour de la maladie organique et fréquemment rejoué depuis lors en maints conflits intersubjectifs, que le symptôme somatique présenté mérite d'être situé. Souscrivant aux propos de M.C. Célérier concernant la double attache somatique et psychique du fantasme, nous pensons en effet pouvoir les appliquer à la lettre au cas présentement esquissé, les symptômes somatiques devant selon nous, au même titre que les symptômes psychiques, être toujours rattachés à l'histoire et à la structure du sujet. Car

> «tout symptôme touchant le corps, quelle que soit sa cause la plus apparente, est pour le champ psychique chargé d'un certain sens et d'une certaine force. La force dépend à la fois de l'importance de l'atteinte corporelle et du mode d'organisation économique de la psyché. Le sens du symptôme lui est conféré par sa survenue à un moment de l'histoire du sujet pour lequel les représentations psychiques ont déjà eu partie liée à l'éprouvé corporel... Il renvoie aux fantasmes représentatifs pour le sujet du conflit sexuel ou identificatoire que la maladie met au premier plan, fantasmes inscrits aux points de fixation électifs de son histoire»[43].

A ce titre, il est intéressant de pointer que c'est invariablement à la naissance de sa fille que Madame P. fait remonter l'origine de son «mal», via le bref intermède organique constitué par l'épisode furonculeux. Cette tentative explicative étonnante dans la bouche d'une ex-étudiante en médecine relève d'une démarche visant à rationaliser un état somatique douloureux dont l'étiologie est à rechercher ailleurs. Elle est néanmoins éclairante quant aux possibles sens secondaires donnés par la patiente à cette régression vers un comportement hypocondriaque qui l'a précisément amenée à être reprise en charge, comme lorsqu'elle était enfant, par les médecins. Théorie sexuelle infantile évoquant un éventuel engendrement «par la tête» analogiquement à «l'accouchement des idées» ? Projection de nature paranoïaque du mauvais objet à la limite du dehors et du dedans précédant de peu sa réintrojection

43 M.C. CELERIER. «De la causalité psychosomatique» *in Topique*. Paris, Epi, déc. 1978, n°22, pp. 122-123.

hypocondriaque dans le corps propre ? Reprise du symptôme fourni par la réalité comme représentant de fantaisies inconscientes épiant la première occasion de se manifester ? Fantasme classique du registre hypocondriaque ? Les nombreuses interprétations «après coup» du symptôme sont autant d'injections de sens porteuses avant tout de l'histoire et de la structure du sujet.

CAS III : Monsieur G., 26 ans, d'origine méridionale, est hospitalisé deux semaines dans le service pour faire effectuer un bilan sur les conseils de son médecin traitant. Depuis quelques mois, il se plaint sans relâche de douleurs abdominales persistantes sans rythmicité repérable ni facteur déclenchant notable ainsi que de douleurs hémicrâniennes gauches, rebelles à tout antalgique. En dépit des multiples explorations pratiquées, aucune étiologie spécifique n'a pu être retrouvée et c'est manifestement très préoccupé de cette impossibilité de nomination des symptômes que Monsieur G. appréhende et aborde la présente hospitalisation. Tous les traitements précédemment entrepris sont restés sans effet et le patient rapporte à plusieurs reprises, très perplexe, le diagnostic étrange de «tétanie digestive» avancé lors d'un examen par un manipulateur en radiologie. Lors de la première visite des médecins dans sa chambre, tandis qu'il détaille et décrit très minutieusement chacun de ses symptômes, sa femme, présente, paraît prendre une part très active bien que silencieuse à la description en train de se faire, acquiesçant imperturbablement de la tête d'un air terriblement angoissé. Bien qu'il soit quelque peu osé de l'affirmer ainsi tout de go, la symptomatologie que présente Monsieur G. semble donc avoir tout spécialement une réelle importance dans le fonctionnement de son couple. Autre fait remarquable : à chaque soignant qui l'approche, Monsieur G. répète d'un ton neutre l'histoire circonstanciée de sa maladie, en des termes quasi identiques. Ne présentant pas ses symptômes comme une plainte douloureuse mais bien plutôt comme une sorte d'énigme, il déclare ne rien y comprendre mais vouer une totale confiance à l'équipe médicale.

Au cours des entretiens que nous avons pu avoir avec lui, c'est, en dehors de ses maux, la vie quotidienne dans sa banalité qui occupe le devant de la scène. Actuellement gardien de la paix, il déclare aimer beaucoup son métier mais désirait en fait au départ être CRS-sauveteur sur les plages, poste pour lequel, sans nous dire pourquoi, il s'est vu deux fois refusé. Muté à Paris il y a quatre ans, il s'y est marié peu de temps après et n'a pour le moment pas d'enfant. Relatant très laconiquement quelques vagues souvenirs d'enfance, Monsieur G. n'en décrit, malgré nos questions, que le factuel. Jusqu'à l'âge de sept ans, le plus clair de son temps s'est passé au sein de sa famille, au Maroc où son père avait été affecté. A peine revenu en France, ce dernier devait rapidement mourir d'un cancer de la gorge, laissant derrière lui une famille fort nombreuse dont le plus petit n'avait que trois mois. Selon le patient, rien de traumatique toutefois dans cela, rien que des choses finalement très banales. Lorsque nous rappelons la mort de son père, il paraît un peu se reprendre mais l'affect ne colle visiblement pas aux propos. De toute évidence, le brusque rappel de cet événement le plonge tout à coup dans la nécessité impérieuse d'adopter en quelque manière la position du regard/témoin selon laquelle il se représente son interlocuteur. Ainsi donne-t-il très ponctuellement l'impression de reproduire en miroir l'activité psychique que, probablement par clivage et par projection, il semble attribuer à l'autre, en une représentation de lui-même passant par la représentation qu'il se fait de son vis-à-vis. A propos de la mort de son père, le ton reste neutre, et il ajoute même en guise de conclusion : «Il devait y passer, c'est tout !» De la même façon, parlant de sa sœur atteinte par la poliomyélite à un bras, un «incident» : «Il y en a bien d'autres qui ont sûrement eu pire !» Enfin, évoquant le danger potentiel que représente son métier, il déclare : «Faut pas y penser !» Ce qui surprend donc avant tout chez Monsieur G., c'est, à l'en croire, la totale absence de problèmes particuliers, qui pourrait être la négation de toute conflictualisation. Certains événements susceptibles d'avoir soulevé de l'angoisse ou provoqué de la douleur paraissent en effet à l'écart. Monsieur G. insiste en revanche sur sa bonne adaptation à la vie parisienne. Au travail comme dans sa famille il souligne sa parfaite entente avec tout le monde. Il se déclare par conséquent pour l'instant «plutôt satisfait de son sort», son désir se présentant comme exclusivement modelé en fonction du désir de l'autre, d'un autre qui ne serait pas conçu comme relationnel mais bien plutôt comme social, collectif et impersonnel. En raison d'un discours donnant l'impression de s'inscrire comme un placage relevant du conventionnel, les divers entretiens avec Monsieur G. furent dans l'ensemble extrêmement difficiles, voire éprouvants. Dans une telle relation en effet, l'autre n'est finalement là que pour justifier et renforcer ce qu'il est peut-être permis d'appeler le sentiment d'une maîtrise statique de la réalité, réalité psychique avant tout. Le malaise éprouvé face à un patient de ce type est vraisemblablement à relier à la non-perception d'affect vraiment authentique, comme si la symbolisation s'était soudainement vidée de toute sa valeur. Dans le cas de Monsieur G., la seule chose pouvant être abordée, a minima, sous le signe du conflit, se trouvait ainsi être paradoxalement le symptôme, «l'énigme». Comme il se plaisait à le répéter , il aurait voulu «en finir» avec ses symptômes mais, en même temps, il se demandait avec quelque crainte ce que l'on risquait d'y trouver de «mauvais». Cette ambivalence nous semble importante car elle est le lieu d'une contradiction qui, chez Monsieur G., n'arrive ni à se dire ni à prendre forme. Simplement évoquée mais visiblement très lointaine d'une quelconque élaboration consciente, elle est pourtant là dans une remarquable proximité puisque c'est son corps même qui en est l'enjeu. Or le véritable enjeu de cette contradiction n'est-il pas finalement le conflit, que Monsieur G. s'efforce justement, et par tous les moyens, de tenir coûte que coûte à distance ? Le symptôme est ici avant tout comme le point nodal d'où pourrait surgir le conflictuel dans sa vie. Enigme, il questionne mais ne trouve pas de réponse. Ce faisant, il demeure néanmoins depuis un temps non négligeable le point focalisateur de tout l'intérêt du sujet, signe ou à tout le moins paradigme d'un centre conflictuel qui, faute peut-être de pouvoir être entendu ailleurs, vient alors s'inscrire dans le corps. Une telle interprétation demande bien évidemment des réserves, nous ne pouvons toutefois nous empêcher de la proposer, les symptômes somatiques que présente Monsieur G. suggérant irrésistiblement une sorte d'équivalent ou de substitut à un questionnement bien précis n'ayant trouvé d'autres voies praticables que celles du corps.

Ajoutons enfin que, dans la mesure même où il se présente comme essentiellement a-symbolique, le cas de Monsieur G. évoque par bien des côtés ce que P. Marty et M. de M'Uzan ont décrit des conduites et de la pensée opératoires comme dépression essentielle, faisant remarquer la fréquence de son installation peu avant l'éclosion de multiples maladies. En premier lieu, le caractère «banal» et «conforme» d'un discours surinvestissant très notablement la réalité actuelle et factuelle au sein d'une relation particulièrement sèche et fortement marquée du poids de la nécessité est à souligner, dans une correspondance étroite avec la description traditionnellement faite du point critique de toute désorganisation progressive :

> «Les représentations sont pauvres, répétitives, marquées du sceau de l'actuel et du factuel... Le patient procède automatiquement, sans insight, en présentant l'actualité de sa symptomatologie immédiate, n'envisageant pas l'état dépressif dans lequel il se trouve ni l'ensemble de son individualité et du contexte vécu... Le verbe paraît privé de sa substance, réduit presque à une activité vocale exprimant des constatations, des

affects ou des représentations apparemment rudimentaires, qui concernent quelques réalités de l'heure... Soumis à certains aspects de la réalité du dehors dans laquelle il demeure inséré à divers titres, sans possibilités de distanciation interne vis-à-vis de l'extérieur, sans perspective de mobiliser son statut ni celui des autres, sans espoir donc d'adaptions, sans désirs et sans plaisirs, exposé cependant aux blessures et aux maladies, le sujet en état de vie opératoire suggère souvent l'image d'un mort vivant»[44].

De fait, ce qui domine plus que tout la rencontre avec Monsieur G., c'est le peu de spontanéité, l'absence de dramatisation du discours, comme si, bien loin de refouler toute activité fantasmatique mais étant bien plutôt la proie du fantasme de n'être qu'une représentation tout externe, celui-ci choisissait de donner à voir uniquement ce qui n'est au fond qu'une façade, un manque peut-être, sous la forme d'une fétichisation défensive du somatique. Ce statu quo ne résiste toutefois absolument pas à l'investigation et, très vite, c'est la banalité idéïque du récit qui apparaît, sorte de façon d'arrêter le temps et la vie dans leur mouvance fondamentalement perturbatrice pour vraisemblablement assurer au Moi, par cette maîtrise totalement statique, une position vécue comme plus confortable en ce qu'il perdure de la sorte toujours égal à lui-même. En second lieu, la mise en évidence d'une réduplication dans la relation, inséparable d'un véritable clivage psyché-soma, n'est pas sans évoquer, comme dans la dépression essentielle, une pathogénie relative à l'organisation narcissique primaire. Si cette dernière semble en effet pouvoir renvoyer à une régression correspondant à une fixation installée au niveau de la dépression anaclitique décrite par R. Spitz[45], l'attribution, par projection, de toute activité psychique à l'autre (thérapeute, épouse, etc...) paraît analogiquement reproduire ici une rupture extrêmement archaïque intervenue dans l'échange avec le corps ou l'environnement maternel. Peut-être cette coupure somatique-psychique est-elle à

---

44 P. MARTY. *L'ordre psychosomatique*, pp. 95-99. Paris, Payot, 1980.

45 R. SPITZ. *De la naissance à la parole*, p. 206. Paris, P.U.F., 1968.

rapporter à un éventuel échec du rapport spéculaire au corps de la mère et ainsi à celui de l'aire intermédiaire où, selon Winnicott, ont lieu la créativité et le jeu. L'apparente incapacité du patient à «fantasmer», à trouver une parole à partir et en fonction d'une «aire d'illusion», nous placerait alors d'emblée sur le lieu même du trauma, la rupture portant fondamentalement sur ce qui se passe entre la mère et l'enfant. On peut supposer que, dans cette situation traumatique, l'enfant a structuré un clivage identifiant en totalité son psychisme à la mère qui lui renvoie factuellement son image et elle seule. Lorsque Madame G. reprend, en la mettant en scène, l'angoisse non-verbalisée de son mari, que fait-elle d'ailleurs, sinon, effectuant une sorte de «translocation» qualifiable de compensatoire, ré-élaborer le non-dit de celui-ci ?

CAS IV : Madame B., 52 ans est hospitalisée une semaine dans le service, se plaignant de douleurs abdominales importantes pour lesquelles elle a déjà été multi-explorée. Depuis presque deux ans, elle présente une zone douloureuse qu'elle situe très précisément, en se dénudant l'abdomen afin de la pointer de son index droit, entre l'hypocondre gauche et le creux de l'estomac. A la demande de différents médecins, elle a déjà subi une quantité impressionnante d'examens parmi lesquels figurent en bonne place, désignant toutes l'art médical comme étant d'abord une voyance, d'innombrables radiographies. Urographie, échographies, cholecystographie, endoscopies, laparotomies, transit gastro-duodénal et du grêle, électrocardiogrammes d'effort et au repos ont ainsi été pratiqués, tous négatifs, dont le manifeste enchaînement en cascade nous semble pouvoir être mis en regard de la description faite par H. Maurel de l'inspection avec effraction réclamée du médecin par l'hypocondriaque :

> «Il veut voir, être vu, et se voir regardé. Il exhibe son corps pour se mirer dans le regard de l'autre. Toute pudeur bannie, spontanément les jupes se soulèvent, les carapaces successives des dessous et des gaines sont hâtivement dépouillées pour

dénuder le corps souffrant, le ventre douloureux, la peau offerte à la palpation médicale, les orifices qui montreront au clinicien les entrées naturelles des profondeurs du corps... Mais, au-delà de l'image spéculaire d'une enveloppe cutanée, au-delà du décevant miroir, ce que désire le malade est une introspection... D'où le recours à la compétence de l'Autre, dont le regard perçant et scrutateur s'insinue au-delà d'une simple inspection des surfaces, jusqu'à l'obscur repaire des entrailles, par de subtiles techniques d'effraction. Alors commence l'aventure des endoscopies merveilleuses, opérées à l'aide d'instruments, organes pénétrants dont le médecin est armé. De la pénétration subtile des rayons, de l'enregistrement des «ondes» cardiaques ou cérébrales, graphismes fascinants d'un fonctionnement abyssal, à la recherche plus directe d'un mal «cryptogénétique» par une exploration conduite à l'aide d'un appareillage de «sondes» scopiques, qui portent la lumière dans les ténèbres éternelles des cavernes du corps, un viol désiré se perpétre, dont la technique est spéléologique. Les ressauts, les siphons, les boyaux, les torrents souterrains, les concrétions et les calculs, stalactites des grottes intérieures, sont vus enfin, photographiés, touchés, par des laparotomies «exploratoires», ce jeu exhibitoire de «cache-cache» trouvant chez l'alter ego la complicité d'un sujet qui examine, explore, inspecte, palpe et percute»[46].

Décrivant sa douleur comme un fond continu sur lequel viennent très régulièrement se greffer de brusques et violents paroxysmes, Madame B., affirmant qu'elle vient de traverser une «crise», sollicite, à peine arrivée, un surcroît «d'examens sérieux». Ce qui frappe, c'est l'utilisation judicieuse et appropriée qu'elle fait du discours médical dont le vocabulaire parfois hermétique semble pour elle n'avoir aucun secret. A l'entendre l'étonnement est grand, vraisemblablement provoqué par l'impression d'une confrontation tout autant familière qu'étrange -au sens de l'*unheimliche*- avec un double du médecin caricaturé.

[46] H. MAUREL. «Actualité de l'hypocondrie», p. 77 *in Rapport de psychiatrie au 73ème congrès de psychiatrie et neurologie de langue française*. Paris, Masson, 1973.

Nécessaire, le vocabulaire médical est cependant impuissant à rendre compte parfaitement de ce que ressent Madame B.. Invitée en effet, au lendemain de son arrivée, à repréciser la nature exacte de sa douleur, elle ponctue répétitivement son discours d'un borborygme, à mi-chemin de l'éructation et de la ventriloquie, et précise chaque fois, désignant par là un véritable langage des organes seul capable de les représenter, «ma douleur, c'est çà». Outre qu'elle parle fort abondamment de ses organes, Madame B. paraît donc aussi les entendre et les faire parler, double éloquence en laquelle nous reconnaissons le processus même de la formation du discours hypocondriaque. A ce propos, si le mot «organon» signifie en grec outil ou instrument avant d'être appliqué aux appareils du corps, notons qu'il signifie également l'ensemble des traités qu'Aristote consacre à la Logique et que chez Thucydide, le pluriel, plus couramment usité, est surtout employé dans le sens de formes du langage, particularités de style[47]. L'hypocondrie est par conséquent doublement organique : «névrose d'organes» mais aussi forme spécifique et style d'un discours.

Devenue très rapidement «la dame au bruit» pour l'équipe soignante, c'est davantage par l'étrangeté de celui-ci que par la douleur évoquée que Madame B. a, comme par déplacement, retenu le plus l'attention. Moyen fort primitif d'attirer le regard sur elle ? Régression éventuelle du mode relationnel à une «voix digestive» toute proche du vagissement de l'enfant ? Valeur informative de ces bruits répétés suggérant bien souvent l'ingurgitation d'air, aussitôt expiré ? Manifestation obsédante relevant peut-être du tic et renvoyant de toute évidence, comme le signale K. Abraham[48], à une origine sadique-anale ? Torture et souffrance d'un corps

---

[47] A. BAILLY. *Dictionnaire grec-français*, p. 1396. Paris, Hachette, 1950.
[48] K. ABRAHAM. «Développement de la libido» *in Œuvres complètes*, tome II, p. 133. Paris, Payot, 1966.

en gestation infinie d'une inarticulable parole ? Bien des hypothèses peuvent être avancées, inséparables de la forme d'économie psychique du sujet, dont le point commun semble toutefois résider dans une même appartenance à une problématique partagée concernant la question de l'insaisissable et celle de l'indicibilité. C'est en tous les cas, pour notre part, et en l'absence de tout bilan positif -exception faite d'une «certaine originalité» très fréquemment soulignée-, vers le registre hypocondriaque qu'il nous paraît devoir nous tourner pour tenter de comprendre un peu le cas présenté, telle une sorte d'énigme, par Madame B.. Lors de l'unique et bref entretien que nous avons pu avoir avec elle, celle-ci ayant refusé les jours précédents de nous rencontrer, la totale impossibilité d'aborder tout autre sujet que sa «maladie» indique, comme dans l'hypocondrie, le complet remplissage de son espace psychique par la représentation de celle-ci. Parlant avec une remarquable prolixité, entre deux «hoquets», de l'organe qui la fait souffrir, elle ne parle en revanche jamais de son corps comme totalité et nous en tient en fait un discours parfaitement semblable en tous points à celui qu'elle tient aux médecins. Son mode d'expression verbale est pourtant ce qui nous frappe avant tout. Au début, ce ne sont que des mots, sans vraie construction syntaxique. Le vocabulaire est conventionnel, la voix atone, une manière de ventriloquie dont l'écho nous parvient, lointain, l'expression en quelque sorte à voix haute d'un soliloque prodigieusement évasif. Ce n'est pas un sujet qui parle pour communiquer, mais quelqu'un qui, à notre demande, lève à peine le voile du silence sur les multiples contradictions de son langage intérieur, effaré du bruit qu'il fait et refait et du sens que peut-être il pourrait recevoir à être ainsi formulé tout haut et surtout à l'adresse d'un autre. Si d'aventure nous lui répondons ou intervenons, Madame B. élude ostensiblement, en tournant la tête de côté, toute amorce de véritable dialogue. Les considérations d'ordre scientifico-hypocondriaque apparaissent alors dans leur fonction de défense, toute ouverture sur un thème possiblement significatif, sur un aperçu historique qui mettrait en cause le sujet amenant invariablement un bref arrêt interloqué suivi du sempiternel recours à l'examen, passé ou à venir. C'est dans ces conditions très étranges que, de son histoire et de ce qu'elle est, par un prodigieux tour de force, Madame B. arrive avec nous comme d'ailleurs avec toute l'équipe, à ne pas parler depuis son entrée. Madame B. nous laisse, très frustrés, à nos innombrables questions et, avec elles, à notre profonde insatisfaction. Notre manque apparaît, mais n'est-ce pas précisément lui qu'elle interrogeait ?

2. Invariants de la plainte et nomination de l'innommable.

A tenter de les résumer et de les synthétiser sommairement pour souligner les grands traits qui les caractérisent, les bilans négatifs présentés ici, malgré l'extrême diversité des contextes cliniques, font apparaître d'intéressants invariants concernant la plainte somatique sans substrat organique décelable dont la conjonction toujours retrouvée nous autorisent à affirmer leur incontestable unité comme discours. C'est donc essentiellement le problème de l'hypocondrie dans les mots qui est là posé, que les différentes constantes repérées permettent d'articuler tout autant que d'interroger. Isolant les principales d'entre elles, nous nous attacherons à en faire ressortir comment elles constituent, chacune dans leur ordre, un aspect partiel du registre hypocondriaque considéré comme modèle. Nous pouvons ainsi distinguer :

1) la localisation régulièrement crânienne et/ou abdominale des symptômes qui, en l'absence d'un sens primaire et d'un franc symbolisme de ces derniers, n'en évoque pas moins l'image, à caractère nettement anal, d'une cavité creuse et fermée. Possible métaphore d'un contenant dont les attributs dominants seraient sans doute à chercher du

côté des modalités de l'intérieur et de la profondeur, elle rejoint en cela très exactement la dimension centrale du discours hypocondriaque dont les maîtres mots sont «contenir», «détenir» et surtout «se tenir» et fournir à l'imaginaire, de ce fait, l'occasion d'y faire défiler des monstres en général animés : fantasmes de grossesse par exemple, dont la proximité de ce qui de zoopathique se dit dans le langage médical est à relever, si l'on en croit le cas de Madame P..

2) la relative euphémisation des conflits en rapport avec les problèmes particuliers des sujets qui, souvent inséparable d'une anomalie dans l'économie de l'affect, paraît relever d'un vaste courant alexithymique s'opposant, comme chez le patient psychosomatique, à la verbalisation d'une quelconque douleur psychique[49]. Si dans les deux premiers cas le conflit est quelque peu effleuré, il est en effet dans les deux suivants tout simplement absent ou mis de côté, les malades adultes auxquels nous sommes confronté donnant l'impression, par certains aspects, de se comporter en enfants non verbaux, à la merci des autres pour interpréter leurs propres états mentaux. Dans la situation d'entretien, le concept d'identification projective est de ce point de vue éclairant, qui fait de l'interlocuteur un contenant chargé de recueillir actuellement ce qu'ont péniblement appris ces enfants d'antan, savoir que la survie psychique dépend de la capacité d'éteindre tout élan.

3) la permanente et pesante présence d'une dépression toujours a minima qui, diversement prégnante dans chacun des cas, semble défensivement masquer, dans leur inégale importance, des angoisses paranoïdes internalisées. Si, comme nous l'avons vu, une continuité de structure peut être pertinemment dégagée entre dépression et hypocondrie, devinée par les anciens sous le terme unique de neurasthénie,

---

[49] J. MC DOUGALL. *Théatres du Je*, p. 138. Paris, Gallimard, 1982.

sans doute est-il permis de penser que, sous sa forme essentiellement somatique, la première est pour la seconde une formidable défense de contre-investissement auto-érotique, protégeant le malade d'éventuelles décompensations psychotiques et d'un danger suicidaire certain lors de phases critiques se rapprochant plus franchement du registre mélancolique (cas de Madame C.).

4) l'apparente et impressionnante «inhibition fantasmatique de base» dont témoignent les discours de tous ces patients. Se manifestant avant tout par une inlassable répétition et la totale inexistence de toute diversification, elle donne invariablement l'impression d'un «vide» ou d'un «blanc» à des assemblages de mots dont tout imprévu est absent. Ce qui frappe ici, c'est le monoïdéisme et la pauvreté mentale, le simplisme aussi d'un ressassement sans fin d'événements relevant tous du banal. Les malades semblent «ignorer» tout ce qu'ils ne peuvent rabattre sur la réalité et son surinvestissement est un hyperréalisme ennuyant du tangible et de l'objectif. Plutôt que dans la lignée névrotique, c'est à l'évidence dans le champ psychosomatique qu'il nous paraît devoir les situer, au sens où J. Mc Dougall reprend les névroses actuelles comme creuset de ce dernier[50].

5) le rapport central et capital de la plainte telle qu'elle est exprimée, demande presque illimitée et surtout inassouvissable de vie et de suppression des algies mêlées, avec le niveau basal classiquement nommé chez Balint «défaut fondamental» au sens ou, se référant prioritairement à un manque d'ajustement entre la mère et l'enfant, il semble définir à la vérité une très typique relation d'objet.

> «Il s'agit certes d'une relation à deux personnes ; mais dans laquelle un seul des partenaires compte ; ses désirs et ses besoins sont les seuls qui importent et qui doivent retenir l'attention ; l'autre partenaire, bien que ressenti comme

---

50 *Ibid.*, p. 104.

> extrêmement puissant, ne compte que dans la mesure où il consent à satisfaire les désirs du premier ou, au contraire, décide de le frustrer»[51].

Description qui est dans une très étroite relation avec la capacité ou l'incapacité maternelle de remplir sa fonction de pare-excitation, présentée par J. Mc Dougall comme

> «une des racines de cette inaptitude à élaborer de vastes secteurs de la réalité psychique»[52]

si notablement rencontrée chez bien des malades psychosomatiques.

6) l'importante et réelle excitation à même les mots et les expressions dont font preuve invariablement la plupart de ces patients en décrivant leur ennuyeux tableau somatique et en énonçant leurs douleurs souvent atypiques. Faiblesse de l'introjection et omnipotence de l'incorporation caractérisent ainsi sans conteste un investissement libidinal poussé dans la fonction du langage parlé. A quoi il faut ajouter que cet «auto-remplissement phonatoire»[53], pour lequel l'autre sert de miroir, n'est évidemment pas sans rappeler le statut tout à fait précis du mot dans l'hypocondrie. Par le biais de descriptions répétées, c'est un remarquable trompe-l'œil que fait le malade de l'invisibilité de ses plaies : il attire l'attention d'un regard quand seul son texte, en réalité, l'accapare. Paraissant investir comme des organes les mots, peut-être organise-t-il, au sein de son propos, ces derniers comme étant ses véritables maux, semblable sur ce point à l'hypocondriaque en même temps que très proche d'une position maniaque.

C'est donc bien à interroger et à travailler le registre dans lequel elle s'inscrit qu'invite en priorité le recours à l'hypocondrie. La proximité souvent signalée du champ des

---

[51] M. BALINT. *Le défaut fondamental*, p. 36. Paris, Payot, 1977.

[52] J. MC DOUGALL. *Théatres du Je*, p. 105. Paris, Gallimard, 1982.

[53] N. ABRAHAM, M. TOROK. *L'écorce et le noyau*, p. 262. Paris, Aubier-Flammarion, 1978.

troubles thymiques («dépression») et sa parenté non moins soulignée de la sphère psychosomatique («non-élaboration») permettent en effet de faire fonctionner différentes figures et modalités par lesquelles on peut l'aborder.

Un point coiffant tous les cas nous retiendra un peu toutefois, qui est avant tout d'ordre économique. Ce n'est effectivement pas sans quelques raisons de poids si, partis de problématiques éclectiques, la totalité des sujets rencontrés, uniformément amenés, faute d'un nom donné au «mal» évoqué, à se situer et à s'éprouver vis-à-vis d'une partie de leur anatomie dans ce qu'il paraît justifié d'appeler le vrai substitut d'une «relation d'inconnu»[54] croient ainsi trouver fort fanatiquement en la médecine et en ses soignants quelque chose en quoi ils voient leur salut. Notons cependant que, très souvent, leur perte également est comme contenue dans cet emballement. Alternent en effet presque sans arrêt quête illimitée de nomination et accusation de persécution, longues incantations aux victoires médicales et appropriation de ce pouvoir verbal, intrication tout à fait unique, au niveau des suites thérapeutiques, du bénéfique et du maléfique, de la toute-puissance et de l'impuissance. En quoi le discours médical peut-il se prêter à une telle démarche paradoxale ? Sans doute en ce que, à l'instar de l'hypocondriaque, les patients auxquels nous avons affaire y repèrent une certaine manière d'appréhender le corps dans sa totalité qui est pour eux porteuse d'un espoir forcené. Et, à tout bien peser, ils n'ont d'ailleurs pas tort de considérer qu'à l'horizon de l'art ici pratiqué, il y a un corps biologique qui, une fois le mal extirpé, pourrait être anonyme, sans marque et sans secret, silencieux et complet, sans histoire et toute santé. Qu'est-ce à dire sinon que, maintenant toujours l'espoir fou de substituer au corps érogène forcément marqué le corps biologique, hors mort et hors temps, offert en médecine continuellement, les

---

[54] G. ROSOLATO. *La relation d'inconnu*, p. 228. Paris, Gallimard, 1978.

sujets plaignants pensent pouvoir tenter, vrai tour de passe-passe avec ce dernier, l'annihilation et la destruction de cet innommable qu'ils croient porter ? C'est ici surtout l'illusion d'un corps qui pourrait peut-être être hors castration, c'est-à-dire hors mal, hors désir, hors mort, qui les interpelle, castration dont l'évocation sans cesse renouvelée de douleurs cruelles semblent être une expression dans le corps réel. De là, la dissociation de leurs espérances en deux grandes tendances. A partir de la référence à un corps de science fort totalitaire et de l'apparente mise à l'abri de la castration que cela suggère, surgit en effet la menace d'intrusions tenaces et très aliénantes : médecin iatrogénisant, médecin persécuteur apparaissent alors comme la preuve sérieuse qu'on ne peut vraiment s'affilier longtemps à un tel discours sans en récolter l'empreinte douloureuse comme un choc en retour. Bien évidemment, de multiples ruses sont toujours possibles : un médecin réduit à ne rien pouvoir et ne rien savoir, voilà qui réduit les risques et autant d'espoirs ; l'appropriation partielle ou totale du vocabulaire du corps médical peut être aussi un biais radical, mais elle suppose un apprentissage contraignant pour un bien maigre soulagement. En définitive, tout se passe comme si, analogiquement à l'hypocondrie, une unique question se posait sans fin, défiant désespérément le médecin : «Dé-marque mon corps, mais surtout n'y laisse pas ta marque. Dé-nomme mon innommable, mais surtout n'y laisse pas ton nom». Demande en laquelle nous reconnaissons une des formulations actuelles du déni de la castration par fétichisation du corporel.

CHAPITRE III : DU CORPS BIOLOGIQUE AU CORPS METAPHORIQUE.

1. Le registre de l'actualité.

Si le recours à l'hypocondrie comme modalité de lecture possible des cas exposés invite avant tout à s'interroger sur ce qu'elle est en réalité en même temps que sur le registre de l'ACTUALITE dont elle fait partie, sans doute s'impose-t-il en tout premier lieu de voir un peu mieux ce que Freud en dit. La difficulté et l'ambiguïté essentielles à un tel rappel doivent cependant être signalées, qui sont les effets et même les reflets des contradictions et imperfections inhérentes à sa conception des névroses actuelles, elle-même solidaire d'une théorie qui, se proposant, entre autres fonctions, de considérer et d'élaborer l'importante question des somatisations, présente un modèle à deux dimensions fondé sur l'opposition du névrotique et de l'actuel. Qualifié par M. Sami-Ali de bi-dimensionnel, ce dernier consiste à admettre qu'à l'opposé des symptômes psychonévrotiques qui, invariablement, renvoient au refoulement, à l'échec du refoulement et au retour du refoulé, éventuellement par voie somatique, les symptômes dans les névroses actuelles (hypocondrie, névrose d'angoisse, neurasthénie) résultent, sans médiation, des possibles perturbations du métabolisme sexuel dont ils traduisent, sans rien signifier, la diminution ou l'augmentation effrénée. Ce sont, dit Freud en les évoquant fort diversement sous la forme de

> «lourdeur de tête, sensation de douleur, irritation d'un organe, affaiblissement ou arrêt d'une fonction»[55],

des symptômes dépourvus de sens et de toute signification. Plus exactement, à l'encontre du sens primaire des symptômes psychonévrotiques, ils ne peuvent avoir en tout et pour tout qu'un sens secondaire, acquis après coup, et ne donnant pas le branle au processus de formation symptomatique, ce qui les

---

[55] S. FREUD. *Introduction à la psychanalyse*, p. 365. Paris, Payot, 1973.

éloigne de toute symbolique d'ordre étiologique. La maladie de Basedow, invoquée par Freud lui-même à l'appui de son propos, peut ainsi signifier une culpabilité que l'on est en train d'expier ; il n'en est pas moins vrai que, du point de vue de la causalité, elle est due à

> «l'action de substances toxiques qui, au lieu d'être introduites dans le corps du dehors, se sont formées dans l'organisme lui-même»[56].

La culpabilité éprouvée relève alors d'un essai de rationaliser tant bien que mal un état de dérèglement hormonal dont l'étiologie véritable est l'affaire d'une tout autre sphère. Partant, les symptômes actuels sont, pour Freud, entièrement corporels,

> «non seulement dans leurs manifestations (tel est également le cas des symptômes hystériques, par exemple), mais aussi quant aux processus qui les produisent et qui se déroulent sans la moindre participation de l'un quelconque de ces mécanismes psychiques compliqués que nous connaissons»[57].

Et si, en dépit de ce fait, ils trouvent à se situer au sein du corpus freudien, c'est que le concept énergétique qu'est la libido est à même de rassembler l'actuel et le névrotique dans la fonction sexuelle qui, elle,

> «n'est ni purement psychique, ni purement somatique»[58].

L'évocation de ces indications permet cependant de faire remarquer que, si les affections psychosomatiques sont tout à fait concevables du point de vue analytique de par leur conformité aux névroses décrites comme se référant à l'actualité, l'attribution, maintenue par Freud au long de sa vie, de la cause originelle de celles-ci à des désordres de la vie sexuelle actuelle paraît, en revanche, peu appropriée à la lumière de la pensée psychanalytique d'aujourd'hui.

---

56 *Ibid.*, p. 366.
57 *Ibid.*, p. 365.
58 *Ibid.*, p. 365.

Se pose alors la question de savoir comment s'articulent l'actuel et le névrotique, et de nous demander ce que le registre de l'actualité, relevant pour Freud en tout premier lieu de pratiques sexuelles actualisées, présente à vrai dire de particulier justifiant qu'il soit ainsi qualifié. En fait, sous le rapport terminologique, le mot «actuel» n'a d'abord de sens que chronologique, les névroses conçues comme actualité étant avant tout des dérèglements de la sexualité vécue présentement : «actuel», sur ce point, équivaut seulement à «contemporain». L'on peut aussi penser que, par une sorte de contiguïté, «actuel» désigne dans ce même contexte quelque chose de proche de «manifeste» dans le sens que Freud lui donne fréquemment par opposition au terme «latent». Rigoureusement asémiques du fait de leur totale corporéité, les névroses actuelles ne cachent en effet aucun contenu de nature cryptique qui soit redevable, pour être apprécié, d'investigation d'ordre anamnestique. Enfin le terme «actuel», lourd d'une ambiguïté sémantique réelle, fait référence à l'acte de façon plurielle. A ce sujet, J. Laplanche et J.B. Pontalis font d'ailleurs remarquer que le verbe *Agieren* (traduit par acting out, mise en acte)

> «comporte une équivoque qui est celle de la pensée même de Freud : il confond ce qui, dans le transfert, est actualisation et le recours à l'action motrice, qui n'est pas nécessairement impliquée par le transfert»[59].

De même, dans le domaine des névroses actuelles, une référence à l'action motrice se trouve impliquée, que Freud nous décrit comme «inadéquate» ou même «détournée»[60]. Qui plus est, de manière tout à fait basale, le symptôme actuel

---

[59] J. LAPLANCHE et J.B. PONTALIS. *Vocabulaire de la psychanalyse*, p. 240. Paris, P.U.F., 1967.

[60] S. FREUD. «Qu'il est justifié de séparer de la neurasthénie un certain complexe symptomatique sous le nom de «névrose d'angoisse» *in Névrose, psychose et perversion*, p. 33. Paris, P.U.F., 1973.

équivaut ici à l'action et à la décharge en lesquelles consiste le coït normal[61]. C'est donc bien vraiment d'acte sexuel dont il est toujours question : les névroses relevant de l'actualité seraient de la sorte, à proprement parler, des troubles de la sexualité en acte, que celle-ci s'exprime, sans aucune distinction, par une décharge motrice inadéquate ou par un équivalent non explicitement moteur de l'action. De ces différentes interprétations, se situant au delà de toutes les contradictions, se dégage l'idée essentielle d'un corps sexué avant même que d'être un corps sexuel, qui désigne clairement le registre même de l'actualité comme un nécessaire et fondamental point d'ancrage ? Archaïcité et actualité renvoient alors de pair au corps sexué, tandis qu'au contraire le plan névrotique, plus élaboré et plus «psychisé», renvoie avant tout au corps symbolique, en une gradation beaucoup plus topique que chronologique. Des plages archaïques «non névrotisées», mystérieux reflets du corps biologique, peuvent ainsi fort bien se trouver ancrées au sein de sujets à traits névrotiques. Cette coexistence est à souligner qui, outre qu'elle cadre aux cas esquissés, permet de penser le registre actuel et le névrotique plus comme synchroniques que comme diachroniques.

2. Freud et l'hypocondrie ; le narcissisme «secondaire».

A leur niveau aussi, les diverses notations de Freud consacrées en particulier au point très précis de l'hypocondrie sont loin de manquer, par bien des côtés, de ces imperfections et contradictions déjà repérées dans sa théorie à propos du contexte des névroses actuelles dans lequel elle s'inscrit. La première difficulté réside en ce que, tout au long de sa réflexion, la classique distinction entre hypocondrie majeure ou psychotique et hypocondrie mineure ou névrotique ne retient jamais son attention, rejoignant en cela toute une

61 *Ibid.*, p. 35.

tradition clinique pour laquelle, si «simple» et si «mineure» soit-elle, l'hypocondrie conçue comme névrose actuelle unique est toujours quelque peu perçue comme «vésanique». Cette très importante et lourde ambiguïté va donc se retrouver, non sans quelques effets, au travers des trois textes ici sélectionnés pour montrer comme Freud aborde le sujet : «*Le Président Schreber*» (1911), «*Pour introduire le narcissisme*» (1914), et, encore, l'«*Introduction à la psychanalyse*» (1916).

- Dans le premier en date de ces écrits, nous voyons Freud rallier, en fait de psychiatrie, la manière de penser propre au siècle dernier qui tend à souligner, en notant sa fréquence, la vraie coïncidence souvent lourde de sens que le délire chronique présente à l'évidence avec la maladie nommée hypocondrie.

> «Je ne veux pas laisser passer l'occasion de faire observer ici, écrit-il, que je ne saurais tenir pour valable aucune théorie de la paranoïa qui n'inclurait pas les symptômes hypocondriaques presque toujours concomitants de cette psychose. Il me semble que la relation de l'hypocondrie à la paranoïa est la même que celle de la névrose d'angoisse à l'hystérie»[62].

Cette notation se trouvait déjà chez Morel pour qui, de l'hypocondrie, le délire de persécution n'était finalement qu'une transformation. Et Magnan, envisageant là le «délire chronique» lors de la période dite «d'incubation», d'écrire de la même façon :

> «A cette phase de la maladie, on dirait vraiment de l'hypocondrie»[63].

Dans son étude «psychanalytique sur un cas de paranoïa», c'est, quoi qu'il en soit, l'intéressant problème de l'instance de l'hypocondrie dans celle-ci que Freud, recourant à l'analogie,

62 S. FREUD. «Le cas Schreber» *in Cinq psychanalyses*, p. 303. Paris, P.U.F., 1954.
63 MAGNAN et SERIEUX. *Le délire chronique à évolution systématique*, p. 43. Paris, Masson, s.d.

pose, sans le résoudre, en termes précis. Pourtant, à bien le lire, nous le voyons produire quelques unes des parties formant sa théorie, pointant dans ses propos, entre autres éléments, le fameux «détachement de la libido» :

> «La libido détachée de l'objet et devenue libre se fixe sur le moi,... est employée à l'amplification du moi»[64].

Mais cette «fixation au stade du narcissisme» est seulement évoquée pour rendre compte, en fait, du délire de grandeur, sans que l'affinité qu'entretient celui-ci avec l'hypocondrie se trouve, par quelque biais, vraiment mise en valeur.

- *«Pour introduire le narcissisme»* aborde plus directement le sujet et mérite une analyse beaucoup plus serrée. Ce travail, l'une des charnières du progrès théorique de Freud, s'attache à démontrer en priorité que l'on peut

> «distinguer une énergie sexuelle, la libido, d'une énergie des pulsions du moi»[65],

distinction

> «correspondant premièrement à la différence populaire si courante entre la faim et l'amour»[66]

et qui peut sans doute nous aider aussi à mieux approcher, dans l'hypocondrie, des modalités de l'oralité. L'étude directe du narcissisme rencontre pourtant des «difficultés» qualifiées ici de «particulières», et, tout bien pesé, sa seule «voie d'accès» reste «l'analyse des paraphrénies», c'est-à-dire pour Freud, comme à chaque fois, la démence précoce ou schizophrénie qu'accompagne toujours la paranoïa. «Quelques autres voies» restent toutefois, qui «demeurent

---

64 S. FREUD. «Le cas Schreber» *in Cinq psychanalyses*, p. 316. Paris, P.U.F., 1954.

65 S. FREUD. «Pour introduire le narcissisme» in La vie sexuelle, p. 84. Paris, P.U.F., 1969.

66 *Ibid.*, p. 85.

ouvertes» à l'exploration, et dont Freud préfère, en les empruntant, l'investigation. Au rang de celles-ci, banales mais uniques, se distinguent d'abord toutes les maladies en tant qu'organiques : le patient «retire ses investissements de libido sur son moi», ce qui se traduit par «l'égoïsme bien connu du malade».
Puis, dans le sommeil de même se produit, en tous points pareil,

> «un retrait narcissique des positions de la libido sur la personne propre». Ensuite et enfin vient l'hypocondrie :
> «L'hypocondriaque retire intérêt et libido... des objets du monde extérieur et concentre les deux sur l'organe qui l'occupe»[67].

Sans doute nous faut-il encore insister sur la contiguïté, déjà dégagée, de la série soma-sommeil-hypocondrie dont l'évident rapport semble ici surgir au premier abord dans l'ordonnance même du texte tel qu'il est, sitôt confirmé et même «aggravé» par la conjecture ensuite exprimée :

> «L'hypocondrie doit avoir raison, les modifications organiques ne peuvent pas non plus manquer dans son cas»[68].

L'organe génital, quand il est excité, est «le modèle d'un organe douloureusement sensible» ; or, précisément, l'érogénéité peut être tenue pour une «propriété générale de tous les organes»[69]. Les modifications de l'investissement de la libido dans le moi correspondraient donc à des modifications de l'érogénéité des organes, modifications dont l'auteur suggère le vrai caractère en sous-entendant qu'elles sont matérielles, par où elles trouvent place dans le grand concert des névroses actuelles. Mais l'hypocondrie se distingue, en fait, des autres névroses qui en font partie,

---

[67] *Ibid.*, p. 89.
[68] *Ibid.*, p. 89.
[69] *Ibid.*, p. 90.

névrose d'angoisse et neurasthénie, en ce qu'elle dépend, tout différemment et à l'opposé, de la libido prenant pour objet le moi du sujet.

> «L'angoisse hypocondriaque serait, de la part de la libido du moi, le pendant de l'angoisse névrotique»[70],

ce qui impliquerait, en extrapolant et par référence à la théorie des névroses actuelles, qu'elle résulterait en réalité, sans quelque médiation que ce soit, de la transformation pure et simple de la libido du moi, fixée sur un organe, en angoisse. L'articulation de cette proposition n'est pas présente chez Freud, mais il semble qu'il la laisse entendre par le fait précis que l'hypocondrie est classée par lui dans les névroses actuelles.

Allant plus avant, Freud s'attache ensuite à considérer les modalités des paraphrénies :

> «La libido, devenue libre par frustration, ne demeure pas attachée à des objets dans le fantasme, mais se retire sur le moi»[71],

le «délire des grandeurs» n'étant rien de moins, dans ces conditions, qu'un essai d'élaboration intérieure, «de maîtrise de cette masse de libido», à proprement parler fantasme sans objet ou, plus exactement, pour être véridique, sans autre objet possible qu'uniquement narcissique. D'où l'échec, et

> «c'est peut-être seulement après l'échec de ce délire que la stase de la libido dans le moi devient pathogène».

Naîtrait alors de cet insuccès

> «l'hypocondrie de la paraphrénie, homologue de l'angoisse des névroses de transfert»[72].

Si cette formulation donne quelque solution au problème évoqué mais demeuré ouvert concernant l'affection du Président Schreber, elle paraît en revanche ne pouvoir

---

70 *Ibid.*, p. 90.
71 *Ibid.*, p. 92
72 *Ibid.*, p. 92.

s'accorder que très difficilement aux conceptions freudiennes exposées juste avant, posant l'hypocondrie comme névrose actuelle[73]. Mais peut-être faut-il ici imaginer que les faits présentés, à portée théorique, ne valent que dans le cas du versant psychotique ? Nous l'avons déjà dit : dans aucun de ses textes, Freud ne fait allusion à une quelconque scission de cette seule affection, qui permettrait le tri de deux hypocondries. Toujours elle est, par lui, qualifiée de «névrose», mais nous croyons entendre le terme de «psychose», puisque l'important groupe des «névroses narcissiques» désigne en vérité, au plan nosographique, les principales psychoses repérées comme chroniques.

- Si enfin nous cherchons quelques éclaircissements dans *l'Introduction à la psychanalyse*, c'est une répétition de l'argumentation déjà développée dans l'œuvre analysée que nous y retrouvons, pour ce qui est du fond[74]. A nouveau en effet, c'est à la maladie que Freud compare encore ici l'hypocondrie, conçue dans son propos comme la suite logique d'un retrait narcissique de la libido. Détachée des objets sous l'influence d'un «processus déterminé, très énergique», la libido

> «devenue narcissique ne peut plus alors retrouver le chemin qui conduit aux objets, et c'est cette diminution de la mobilité de la libido qui devient pathogène» car, «au-delà d'une certaine mesure l'accumulation de la libido ne peut plus être supportée»[75].

Nous retrouvons en fait la notion de «stase de la libido du moi», mais il n'est plus question cette fois de l'échec d'une tentative d'élaboration pseudo-fantasmatique à thème organisé par l'inflation du moi. Ce texte est cependant, comme les deux précédents, hérissé d'équivoques. Ainsi, dans le même temps

---

73 *Ibid.*, p. 90.

74 S. FREUD. *Introduction à la psychanalyse*, pp. 396-398. Paris, Payot, 1973.

75 *Ibid.*, p. 398.

où il tente de mener à son achèvement la théorie des névroses actuelles, Freud rappelle que l'hypocondrie relève de cette catégorie dont la symptomatologie est dite n'avoir «aucun sens», et pourtant cherche et trouve, malgré cette insistance, «une voie à l'intelligence de l'hypocondrie».

Cette contradiction peut être gardée, par laquelle peut être retrouvé le droit fil d'une démarche d'abord herméneutique. Il n'en demeure pas moins que les ambiguïtés et les difficultés dont elle est parsemée compliquent l'étude un peu suivie de cette théorie taxée de «narcissique». J. Lacan le faisait d'ailleurs très pertinemment observer, en écrivant :

> «La notion même de fixation narcissique... reste très insuffisante, comme le manifeste bien la confusion des débats permanents sur... la valeur économique même des symptômes qui fondent le plus solidement la théorie du narcissisme (symptômes de dépersonnalisation, idées hypocondriaques) : s'agit-il de faits de surinvestissement ou de désinvestissement libidinal ? C'est ce sur quoi les avis diffèrent du tout au tout»[76] ; et plus loin :
> «Le narcissisme... se présente dans l'économie de la doctrine psychanalytique comme une *terra incognita*, que les moyens d'investigation issus de l'étude des névroses ont permis de délimiter quant à ses frontières, mais qui dans son intérieur reste mythique et inconnue»[77].

3. <u>La plainte somatique, souffrance d'un corps insomniaque</u>.

Considérant l'exacte contribution dont Freud, en dépit des contradictions inhérentes à sa théorie, enrichit le problème de l'hypocondrie, il semble que se dégagent fort bien trois principaux points qui sont au cœur même de l'apport freudien :

1) notons premièrement combien tardivement Freud a abordé de front cette question, ne s'y consacrant que pendant un temps de courte durée (1911-1916), alors qu'elle se trouve

---

[76] J. LACAN. *De la psychose paranoïaque dans ses rapports avec la personnalité*, p. 333. Paris, Le François, 1932.

[77] *Ibid.*, p. 334.

paradoxalement, dans la plus intime des proximités de la toute première entité clinique isolée par lui comme syndrome typique (1895). Sans doute doit-elle donc en priorité être envisagée, plus que comme complexe bien différencié, comme modalité de l'ACTUALITE, corpus théorique déjà édifié dans lequel elle vient plus tard s'insérer (1914) et dont Freud, de fait n'a jamais cessé de voir et de dire la difficulté en le retrouvant et en le croisant à tous les tournants de son cheminement.

2) il est important de pointer aussi l'unité, pour Freud, de l'hypocondrie, aucune distinction n'étant établie entre celle qui vire franchement au délire et celle, moins tragique, psychonévrotique, dont sont affectés bien des cas cliniques. Malgré l'étiquette de névrose actuelle qui lui sert d'en-tête, tout permet pourtant de penser que Freud la jugeait plus proche des psychoses chroniques que du névrotique. N'est-elle pas pour lui le cœur et le noyau de la paraphrénie, tandis que ses sœurs, allant là de pair, se trouvent dénommées «névroses de transfert» ? De ces deux dernières l'éloignent encore plus ses liens très étroits au concept-clé de «libido du moi» et sa relation vraiment authentique à la théorie dite «narcissique».

3) remarquons enfin le cas d'exception, à la conception problématique, en lequel consiste l'hypocondrie, qui bénéficie d'un double statut dont les deux parties doivent être maintenues. Dans le même temps où, névrose actuelle, elle précède toujours, au plan temporel, l'expression clinique psychonévrotique, elle passe en effet pour constituer un terrain de choix dans les affections toutes narcissiques que sont les syndromes dits paraphréniques et, parmi ceux-ci, la paranoïa. Freud n'a pas tenté d'en élaborer un corps théorique empreint de logique, mais les hypothèses avancées par lui qui, dans une perspective métapsychologique, situent le sommeil et la maladie en tant qu'organique à proximité de l'hypocondrie sont loin de manquer d'intérêt clinique.

Cette continuité, déjà évoquée, entre hypocondrie, sommeil et soma est d'ailleurs le point qui nous retiendra, en ce qu'elle paraît nous autoriser à penser clairement fantasmatiquement le fait «somatique» métaphorisé tel que la médecine ne peut le penser et par là aussi à dé-signifier, au moyen du jeu des concepts entre eux, ce que le plaignant somatique exprime d'une problématique entièrement centrée sur la régression et le narcissisme. Tirant intrinsèquement toutes ses prérogatives d'être une épistémologie foncièrement transgressive, l'optique théorique métapsychologique nous permet en effet de reconsidérer les données scientifiques, non pour s'en dispenser mais pour en récolter la motion pulsionnelle en faisant peu à peu tomber et reculer chacune des résistances d'ordre conceptuel. Comme le dit à bon droit, ainsi, P. Fédida :

> «Qu'il s'agisse de définir la pulsion comme concept-limite ou sa doctrine comme une mythologie, qu'il s'agisse encore de concevoir l'organe hypocondriaque sur le modèle d'un organe «douloureusement sensible, modifié en quelque façon sans être pourtant malade au sens habituel», qu'il s'agisse enfin (mais les exemples ne sont pas ici limitatifs) d'appeler une définition de la douleur physique sous le rapport de la mélancolie : il s'agit, chaque fois, de penser fantasmatiquement des impensables scientifiques»[78].

Moyennant quoi, il n'est pas de jonction possible entre une théorie biologique du soma et la théorie psychanalytique, chaque science devenant nécessairement «fausse» dès lors que la pensée, au fantasme se hausse. Et cette «fausseté», taxable d'heuristique, implique que le concept métapsychologique dé-signifie en fait des contenus établis, ce que N. Abraham appelle «anasémie» en montrant bien comment, une fois dé-signifié, le terme de somatique oblige à opérer la même

[78] P. FEDIDA. «La théorie somatique dans la psychanalyse», *Psychanalyse à l'Université*. Paris, Réplique, 1978, tome 3 n°12, p. 625.

activité sur celui de psychique auquel il est lié[79]. «L'anasémie», dit-il, prenant ici appui sur la constatation de la vraie relation dite somato-psychique qu'à la fin de l'article «représentant psychique» J. Laplanche et J.B. Pontalis s'essaient à repérer par une comparaison à la «délégation»[80],

> «l'anasémie se loge dans le terme de somatique. Il est évident qu'il ne peut s'agir là du sens biologique ; il en est de même pour organique dans de semblables contextes. Pour qu'il pût être question d'une relation de mission, il faudrait supposer à l'émissaire des caractères communs avec le mandant d'une part et l'instance accréditante d'autre part. Sa fonction de médiateur doit être celle de la communication par truchement et impliquerait une simple différence de langue, mais non de nature, entre les deux pôles de la relation. On comprend que, dans ces conditions, somatique ne peut plus signifier «somatique» mais autre chose et, par contre-coup, psychique se trouve dé-signifié à son tour ; seul le représentant médiateur entre les deux pôles x, sembler conserver une signification, en tant que terme connu de comparaison avec un rapport de médiation connu»[81].

Dans cette perspective, le patient porteur de plaintes somatiques sans aucun substrat organique patent peut être entendu parlant d'autre chose que d'un contenu vraiment somatique au sens substantiel et causal courant, même si ce dernier paraît néanmoins être «utilisé» à certaines fins. Cette écoute nouvelle où le «somatique» répond bien plutôt au triple critère d'une fonction topique, d'une économique et d'une dynamique le promeut ainsi en tout premier lieu à véhiculer métaphoriquement ce qui dans les mots, sans se donner comme tel, est en fait à l'œuvre de vie pulsionnelle. A quoi il faut ajouter que cette transformation, qui ne peut se faire qu'à

---

79 N. ABRAHAM, M. TOROK. *L'écorce et le noyau*, pp. 208-212. Paris, Aubier-Flammarion, 1978.

80 J. LAPLANCHE et J.B. PONTALIS. *Vocabulaire de la psychanalyse*, p. 412. Paris, P.U.F., 1967.

81 N. ABRAHAM, M. TOROK. *L'écorce et le noyau*, p. 211. Paris, Aubier-Flammarion, 1978.

la condition d'une pertinente dé-signification, est rendue possible par les indications que Freud a données d'une définition «mythique» du somatique par le rapport rêve-sommeil foncièrement narcissique où le corps onirique nous permet d'accéder à une vérité somatique spécifique[82].

> «Entendons par là que la seule compréhension possible du somatique est cette métapsychologie du sommeil de telle sorte que ne peut exister aucune psychologie du rêve... Le rêve est à la fois pour le corps son propre mythe et le seul lieu possible -soit analytique- de son interprétation»[83].

Si, d'un strict point de vue métapsychologique, le rêve est par excellence théorie somatique, la grande proximité existant également entre celui-ci et l'hypocondrie, telle que nous l'avons plus haut soulignée, est alors féconde pour notre sujet. A les confronter et les faire jouer dans leur essentielle complémentarité, il semble en effet que l'hypocondriaque, théoricien très privilégié du «fait somatique» comme «dé-signifié», se révèle souffrir d'un corps insomniaque. Cette proposition mérite explication. Elle se trouve donnée à considérer ce qui apparente et différencie le domaine du rêve et l'hypocondrie. En ce qui concerne leur contiguïté, elle nous apparaît à vrai dire d'emblée en ce qu'ils impliquent, d'une façon unique et tout identique, le fondamental retrait narcissique qui caractérise tout investissement dans le somatique[84] et autorise Freud à parer le rêve de remarquables et indiscutables pouvoirs diagnostiques :

> «On comprend également les capacités «diagnostiques» du rêve qu'on reconnaît généralement en les tenant pour énigmatiques ; des souffrances corporelles débutantes sont souvent ressenties

---

82 S. FREUD. «Complément métapsychologique à la théorie du rêve» *in Métapsychologie*, pp. 125-127. Paris, Gallimard, 1968.

83 P. FEDIDA. «L'hypocondrie du rêve» *in Corps du vide et espace de séance*, p. 54. Paris, Jean-Pierre Delarge, 1977.

84 S. FREUD. «Pour introduire le narcissisme» *in La vie sexuelle*, p. 89. Paris, P.U.F., 1969.

> plus tôt et plus clairement qu'à l'état de veille et toutes les sensations corporelles du moment se présentent grossies à une échelle gigantesque. Ce grossissement est de nature hypocondriaque, il présuppose que tout investissement psychique a été retiré du monde extérieur sur le moi propre, et il rend alors possible la reconnaissance précoce des modifications corporelles qui pendant la veille seraient encore quelque temps passées inaperçues»[85].

Mais l'hypocondrie est aussi une proche compagne de l'insomnie en ce que, du rêve, sur deux points précis, elle s'écarte vraiment et se différencie, comme l'a noté P. Fédida en élaborant bien des éléments de ce cheminement riche mais délicat[86] :

1) rêve et hypocondrie s'opposent sans compromis sur ce que, dans l'un et l'autre des deux cas, on peut désigner comme un deuil de soi. Si, par le recours à l'hallucination, le rêve est, d'une mort possible que le sommeil simule, une résolution, l'hypocondrie par contre se refuse au trépas et veille l'organe malade comme «transparence de soi» en parlant sans repos la douleur dans les mots. Cette dernière se trouve de ce fait placée dans un rapport de choix vis-à-vis du deuil, position moyenne entre le deuil fait et le franc refus de l'effectuer, impossibilité -il faut le pointer- caractéristique du mélancolique dont le moi «avale» fantasmatiquement l'objet même auquel il était fixé par un lien souvent très ambivalent. Une équivalence à considérer peut ainsi ici être soulignée entre hypocondrie et mélancolie : l'incorporation est là triomphante, mais l'introjection presque inexistante.

2) rêve et hypocondrie s'opposent encore très radicalement sur l'objet dernier de leurs investissements. Si le travail du rêve manifeste sans trêve un passage

---

85 S. FREUD. «Complément métapsychologique à la théorie du rêve» *in Métapsychologie*, p. 127. Paris, Gallimard, 1968.

86 P. FEDIDA. «L'hypocondrie du rêve» *in Corps du vide et espace de séance*, pp. 51-65. Paris, Jean-Pierre Delarge, 1977.

permanent ouvrant sur l'Inconscient, chez l'hypocondriaque l'investissement du mot hallucinant l'organe signale tout au contraire que celui de la «chose» fait cruellement défaut. Car le travail du rêve, nous dit justement Freud,

> «s'attache peu aux représentations de mot ; il est à chaque instant prêt à échanger les mots les uns pour les autres jusqu'à ce qu'il trouve l'expression qui offre à la figuration plastique le plus de commodité»[87].

La substitution d'images aux pensées est donc avant tout l'effet d'un travail visant à ramener des représentations de mots aux représentations de choses

> «comme si dans l'ensemble une prise en considération de la figurabilité dominait le processus»[88].

Dans l'hypocondrie, cette communication n'est plus établie comme si, devenu la proie d'insomnies, le sujet semblait comme dépossédé de toute aptitude à pouvoir rêver, c'est-à-dire, en fait, à

> «retrouver dans des représentations de choses une satisfaction hallucinatoire de désir que seul permet, par le sommeil, le somatique»[89].

Ces considérations font apparaître une confirmation de l'hypothèse proposée, la plainte somatique par rapport au rêve donnant l'impression de se situer dans la position que la perversion, surtout quand elle est fétichisation, occupe, semble-t-il, par rapport aux théories sexuelles infantiles[90]. Tout comme ces dernières, c'est en effet en tant qu'il est la conclusion, en quelque façon, de processus primaires, que le

---

87 S. FREUD. «Complément métapsychologique à la théorie du rêve» *in Métapsychologie*, p. 135. Paris, Gallimard, 1968.

88 *Ibid*., p. 134

89 P. FEDIDA. «L'hypocondrie du rêve» *in Corps du vide et espace de séance*, p. 60. Paris, Jean-Pierre Delarge, 1977.

90 S. FREUD. «Les théories sexuelles infantiles» *in La vie sexuelle*, pp. 14-27. Paris, P.U.F., 1969.

fait onirique se trouve receler une part de vérité taxée de «somatique», tandis que la plainte et la perversion marquent avec l'Inconscient une absence de liaison. L'analogie encore peut être poursuivie sur le rapport au deuil que chacun établit. Si dans le premier cas, le deuil de l'objet, «admis» comme perdu, est effectué, libérant ainsi les investissements pour les reporter sur d'autres objets (désir de savoir, rêve), dans le second cas, refusant la perte, plainte et perversion hallucinent l'ABSENT, qui vient à tenir le rôle important.

Plainte somatique sans substrat organique : c'est ici un travail de deuil qui n'a pas été encore accompli.

> «L'absent est alors l'objet de haine de l'amour. La pensée peut, ainsi, se retrouver vide de le penser trop. Vide dont se dit l'intérieur désœuvré par une attente suspendue lorsque l'angoisse est retirée. Douleur blanche de l'absent»[91].

4. Du corps pansé au corps pensé.

Comment le corps biologique peut-il devenir corps psychologique ? Comment des secteurs non-élaborés et non-psychisés peuvent-ils devenir éléments de rêve ou bien de pensée ? Telle est LA question que nous n'avons eu de cesse de cerner et qui, très centrale au plan théorique, n'est pas sans effet sur l'abord clinique. De ces deux aspects, J.B. Pontalis et J. Mc Dougall nous semblent pouvoir venir ici parler.

> «La voie qui part du corps primaire, fragmentaire, sans image, irreprésentable pour la psyché, pour aboutir au corps unifié, érogène, sujet de fantasmes et objet de symbolisation, est marquée d'entrecroisements, de coupures brusques, de traces embrouillées. Pour qui s'acharne à suivre les traces de cette voie dans le dédale tortueux d'une analyse, le courant affectif, en tant que lien privilégié entre soma et psyché, s'offre à travers ses mille déguisements comme guide. Mais que se passe-t-il quand ce torrent vif, en quête de scènes, de fantasmes, de mots, pour endiguer et lester son flux, ne trouve aucun accès à la représentation psychique ? Que les courants affectifs soient

91 P. FEDIDA. *L'absence*, p. 7. Paris, Gallimard, 1978.

déclenchés par la pulsation instinctuelle ou mobilisés par l'impact continu du monde externe, ils sourdent inlassablement au tréfonds de tout être. Par où passent-ils ?»[92].

- «Entre le rêve et la douleur, c'est aussi ce qui m'apparaît comme le champ de l'expérience analytique, dans son oscillation permanente entre ce qui peut se dire -déplacé, censuré, nié- mais se dire, ou ce qui peut se représenter -travesti, tronqué, trompeur- mais se mettre en scène, et ce qui doit se taire ou se crier pour être entendu : il y a du non-dit qui n'est pas simple gommage de ce qui se serait dit ailleurs ou autrefois. A un pôle, le rêve, prototype des formations de l'inconscient, où les vœux contradictoires de l'enfance peuvent à la fois s'accomplir et se donner à déchiffrer : le rêve : objet d'angoisse et de ravissement, de nostalgie et... d'analyse. A l'autre pôle, la douleur, qui brouille les frontières du corps et de la psyché, du conscient et de l'inconscient, du moi et de l'autre, du dehors et du dedans ; la douleur : aux limites de l'analyse assurément mais au centre même, absent, de notre parole, brèche colmatée que l'épreuve du deuil et de la folie peut toujours rouvrir»[93].

---

92 MC DOUGALL. *Théatres du Je*, p. 152. Paris, Gallimard, 1982.

93 J.B. PONTALIS. *Entre le rêve et la douleur*, p. 8. Paris, Gallimard, 1977.

PENSER L'HYPOCONDRIE

- Troisième partie -

Volontairement centrée sur quatre cas cliniques, notre première direction de recherche, pour exploiter à plein le système freudien, n'en apparaît pas moins d'intérêt limité comme si son fonctionnement était aporétique. Si l'hypocondrie trouve à être définie dans une continuité avec le somatique tout autant qu'avec le processus onirique, force est de constater tout d'abord que cet «x» commun lié au narcissisme reste énigme et lacune dans le modèle freudien : un statut théorique autre du somatique là où tout est conçu comme appareil psychique, une articulation jamais élaborée entre le rêve et le processus projectif, voilà les deux points de butée que cette définition rencontre forcément, qui sont les deux aspects de la même aporie renvoyant l'un et l'autre à une unique question portant sur le corps propre en son appartenance au plan imaginaire et au plan du réel. A quoi il convient toutefois d'ajouter, en vue d'une conceptualisation à formuler destinée à penser cette double dimension dans un tout absorbant santé et maladie, et permettant de penser l'hypocondrie, qu'il se trouve chez Freud une intuition au cœur même du domaine de la normalité : il s'agit, tardivement, en 1917, prototype normal de phénomènes morbides, du rêve assimilé à une projection.

> «Un rêve, dit Freud, nous indique qu'il s'est produit quelque chose qui voulait perturber le sommeil, et il nous permet de saisir la façon dont on a pu se défendre contre cette perturbation. Finalement, le dormeur a rêvé et il peut poursuivre son sommeil ; à la place de la revendication interne qui voulait qu'on s'occupe d'elle, un événement externe est survenu, dont la revendication a été liquidée. Un rêve est donc aussi une projection, l'extériorisation d'un processus interne»[1].

Loin d'être ici pourvue d'une fonction défensive, la projection se donne comme possibilité que le sujet se crée, en dehors de lui, un monde qui est lui et qu'il prend pour objet : méprise

---

[1] S. FREUD. «Complément métapsychologique à la théorie du rêve» *in Métapsychologie*, p. 128. Paris, Gallimard, 1968.

radicale d'un corps se faisant monde, ignorance du sujet qu'il se prend pour un autre, elle est un synonyme de l'imaginaire par quoi il faut entendre un mode de pensée transformant constamment le sujet en objets et dont le rêve nocturne n'est qu'une modalité.

L'enjeu de cet apport est d'importance. Outre qu'il autorise à poser le problème de la projection même dans sa globalité, problème dont l'analyse promise ne vint jamais[2] et qui laisse en suspens une théorie du corps, il permet de centrer autrement les jalons d'une recherche possible se donnant pour projet un remodèlement des concepts pour penser l'hypocondrie vraiment. Car si l'imaginaire n'est rien d'autre que le rêve et ses équivalents dans notre vie vigile, cette constatation offre une grille de lecture, détournant des symptômes -soit de l'intrapsychique- pour le relationnel -soit l'interpsychique-, qui pointe l'hypocondrie comme l'actualisation, dans des conditions autres que celles du sommeil, de ce qui n'est jamais qu'une variante du rêve. Cette ré-orientation, en forme d'hypothèse, peut être effectuée en suivant sur ce point une triple référence qui permet un cadrage de la problématique et de sa conjoncture en même temps qu'elle présente l'immense avantage de lier les aspects forcément écartés par une conception d'essence énergétique. Du matériel clinique concret interrogé se dégagent ainsi les directions suivantes, remarques suscitées par les cas relatés qui dépassent la métapsychologie freudienne :

1) Du point de vue de l'affect, l'hypocondrie paraît constituer une forme propre de la croyance.
2) Au sein de la relation telle qu'elle est initiée dans une situation de clinique médicale, le concept d'impasse paraît articuler plusieurs plans allant de la plainte au système même.

---

[2] Voir *«Le cas Schreber»*, *«Totem et tabou»* et *«Complément métapsychologique à la théorie du rêve»*.

3) Du point de vue du transfert, l'hypocondrie paraît se lire comme tentative d'élaborer peut-être une situation d'impasse relationnelle, sur fond d'une relation précoce comme paradoxe.

Précisons point par point ces quelques repérages.

1°. Du point de vue de l'affect d'abord, à l'évidence, si l'on entend par là bien plutôt qu'un état, traduction subjective au sein d'un système clos d'une quantité précise d'énergie pulsionnelle que postule une théorie économique, une réaction interne, très personnalisée, liée à une situation relationnelle et qui a une place dans l'histoire du sujet, force est de constater, de façon permanente, qu'au milieu d'une pléiade d'affects négatifs scandant une séquence toujours réitérée où confiance et méfiance n'ont de cesse d'alterner, c'est une ferme croyance, dure et imperturbable, qui est le trait majeur de l'hypocondriaque. Croyance en un corps mystérieusement atteint, malade malgré tout et malgré les médecins, et qui ne peut changer même face à l'évidence. Croyance en une atteinte corporelle «par avance» que la confrontation à un corps de savoir, en l'absence de tout terme servant d'instance tierce, laisse dans «l'après coup» toujours inébranlée. Le lien à la psychose s'impose évidemment, aux formes délirantes de l'expérience du corps, puisqu'ici le réel est entre parenthèses : réel du visible et réel du savoir sont tenus suspendus, mettant hors jeu l'épreuve de réalité en même temps qu'un savoir portant sur cette dernière reste maintenu sous forme de la «consultation». L'hypocondrie est donc processus de déni qui annule et agrée, dans le même mouvement, un savoir portant sur la réalité où le corps, occurence d'un délire limité, tient le rôle d'un objet foncièrement impossible. Malade, il a recours à l'autre, médecin, dans la quête d'une probable guérison à venir. Réputé non-malade, il maintient ce besoin, dans la quête d'une possible affection à nommer. Dans l'un et l'autre cas, sorte de lien à l'autre, triomphe la croyance en ce qu'on peut nommer la valeur onirique des mots disant la plainte : à leur énonciation tient l'état des organes, susceptible de produire un changement chez l'autre. Ainsi trouve réponse en terme de croyance la première question que nous nous formulions : équivalent du rêve dans la vie diurne, comme le fantasme, le jeu, l'illusion, le délire, l'hypocondrie semble une variante de la projection[3].

2°. Au sein de la relation telle qu'elle est initiée dans une situation de clinique médicale, plus que d'ambivalence, à valeur descriptive et à constatation surtout symptomatique, c'est d'une situation d'impasse qu'il est question, la croyance à l'atteinte corporelle incluant une relation à l'autre dont la plainte est fonction. Bien loin de consister en une coexistence au sein du même sujet de deux motions adverses ou en une présence toujours simultanée au sein du même objet de qualités contraires, l'hypocondrie comme telle se présente en effet sous forme d'une configuration relationnelle : ce qui advient au corps est constamment porté par une relation avec le médical qui, loin de constituer un élément externe, est d'emblée au cœur même de la souffrance physique. Dans cette conjoncture, le concept d'impasse, qui dit une figure dont la structure logique est essentiellement celle d'une contradiction, fermant toutes les issues et proche de l'impensable comme l'inélaborable du conflit psychotique, permet de désigner, autant qu'un fonctionnement, une situation de l'ordre de l'intenable : l'examen objectif n'arrêtant pas la plainte, santé et maladie semblent des équivalents au sein d'une relation d'absolue dépendance sans fin car donnant l'être tout en le retirant. Ce concept d'impasse concerne au moins trois plans :

- il désigne d'abord l'impasse objective liée à la situation médicale elle-même qui, pour prendre le problème au niveau de la plainte dans sa fonction d'appel à une résolution[4], occulte que celle-ci est fonction d'une manière

---

[3] M. SAMI-ALI. «Penser le somatique», Nouvelle Revue de Psychanalyse. Paris, 25, 1982.
[4] J. CLAVREUL. *L'ordre médical*, p. 151. Paris, Seuil, 1978.

d'appréhender autrui comme pourvu d'une emprise. C'est toute sa dimension intersubjective que l'hypocondrie perd dans cette entreprise, cette coalescence tout à fait exemplaire entre deux personnages noués autour d'un drame et autour d'une recherche à l'objet fluctuant : la réponse négative ne confirmant jamais, pour l'hypocondriaque, l'absence de maladie, sa requête s'inverse, dès lors qu'elle est niée, plus pour être malade que pour être guéri. L'impossibilité d'un quelconque soulagement, qu'engendre la réponse «oui» ou «non» également, révèle les termes d'un choix pareillement impossible : l'exigence d'une cure se pose concurremment à une conviction d'incurabilité, l'espoir de rencontrer une nomination à une stratégie de l'évasivité.

- il dit l'impasse thérapeutique qui en découle, la clinique médicale s'adressant aux symptômes alors que la problématique ici en cause se passe en premier lieu dans une relation. Façon de signifier qu'à une première impasse une seconde s'en trouve ajoutée qui, apportant la preuve de ce qu'on suspectait, savoir que l'autre peut avoir barre sur le corps et que de ce pouvoir la souffrance témoigne, désigne le médecin comme ne pouvant guérir et, ne voulant guérir, cherche à vous enfoncer. L'impasse purement liée au système médical ne fait qu'alimenter une finalité : demander à ne pas guérir pour vivre, maintenir chroniquement la question posée, constituer le médecin comme un double impossible tout aussi mystérieux que le mal qui vous prend. Une démarche impossible répond à l'impossible. Paradoxe d'une double impossibilité : celle d'une réparation et d'une séparation. Car cette altération qui paraît en question n'est-elle pas irreprésentable altérité dont peut être mortelle la réalisation ?

- il souligne enfin l'impasse théorique indissociable de cette impasse redoublée, sur laquelle débouche la théorie freudienne, théorie pulsionnelle d'un objet achevé, où la pathologie se fait intrapsychique. A rester sur un plan strictement descriptif énonçant les symptômes et un fonctionnement, l'hypocondrie demeure une pensée empêchée associée à une situation bloquée. La sortie de l'impasse, théorique et clinique, qui réclame un autre système de pensée doit sans doute commencer par sa reconnaissance pour dégager les termes où elle est formulée. C'est dire que l'absolu primat de la relation doit être postulé comme première exigence, de façon à poser les questions de l'impasse et à examiner de quel type de relation elles sont une répétition. A la notion d'une stase de la libido, purement économique, au sein d'un système clos, sera donc substituée une nouvelle dimension : celle d'un inconscient comme relation à l'autre, dont dépend l'échappement à tout enfermement.

3°. Du point de vue du transfert, l'impasse objective paraît devoir se lire comme la répétition d'une impasse subjective au plan de la relation, tentative projective d'une restauration d'une relation à l'autre, sur le modèle d'enfance. Cette proposition, cadrage minimal de développement futurs, se nourrit d'un retour aux quatre cas cliniques dans une perspective de mise en évidence, chez ces sujets précis et en un temps donné qui est, de leur histoire, un moment particulier, de l'ensemble des conditions articulables, internes autant qu'externes, sous-jacentes au problème. Nous procéderons ici par remarques successives :

- tout se passe comme si, dans les cas rencontrés, un «événement de vie», toujours retrouvé, de l'ordre de l'absence ou de la différence, ne faisait que venir révéler un état adapté antérieur qui s'effondre par une intolérance à métaboliser, dans un fonctionnement à préciser, une situation de détresse ou conflit génératrice d'une situation d'impasse. L'équivalent d'un trouble de l'identité apparaît en effet dans les cas I et IV quand l'autre disparaît, soit le conjoint en fait, par divorce ou décès (information donnée à nous par Mme B.), faisant équivaloir réel et symbolique. Le même trouble existe dans les cas II et III lorsque l'autre se montre en son altérité : l'enfantfille révèle la différence sexuelle (II) tandis que la mesure de l'écart séparant le visage de l'épouse de celui de la mère fait répétitivement surgir chez M. G. (III) le regret insistant qu'«elle» ne soit pas comme «elle». Différence et absence deviennent l'irréductible d'un état qui exclut ces possibilités.

- la perte éprouvée, dans l'un et l'autre cas, est celle d'une figure maternelle toute-puissante, dont le sujet dépend en son identité par une coïncidence de l'être et du falloir. Sous les espèces diverses d'un mari tyrannique, interdicteur d'études et de toute entreprise (I), sous celles d'un employeur à l'attitude sadique et susceptible d'ordres hautement contradictoires (II), sous celles d'une épouse à laquelle, par clivage, le psychisme du patient se trouve identifié (III), sous celles enfin d'un autre qui énonce le texte dont l'écho bredouillé constitue le sujet (IV), c'est en effet toujours ce que Sami-Ali, dans son cheminement, nomme «surmoi corporel»[5] qui, par sa dérobade, de l'ordre de l'impensable car le sentiment d'être du sujet en dépend, paraît ouvrir la brèche dans un fonctionnement où l'interdiction d'être équivalait à l'être. Mort de l'objet unique qui est sujet unique : l'absence de bourreau est présage de mort. A moins de parvenir à penser l'impensable...

- dernière constatation prégnante effectuée lors de la relecture des histoires rapportées : celle d'une oscillation entre hypocondrie et symptômes allergiques. Outre que leur histoire médicale témoigne de la commune présence de ceux-ci dans l'enfance (Mme C. : eczéma à l'âge de 4 ans ; Mme P. : eczéma infantile et urticaire géant ; M. G. : rhinites allergiques et sinusites nombreuses ; Mme B. : crises d'asthme fréquentes jusqu'à l'adolescence), il n'est sans doute pas inutile de souligner que, dans trois cas sur quatre, la plainte somatique semble s'être installée dans les suites immédiates d'un

[5] M. SAMI-ALI. *Penser le somatique. Imaginaire et pathologie*, p. 66 note 1. Paris, Dunod, 1987.

problème allergique accompagnant la perte : à chaque accouchement, Mme P. signale la présence d'eczéma à la tête et aux mains ; de son mariage récent M. G. date clairement la quasi permanence de crises de rhinite ; Mme B. enfin, aux dires de son dossier, fut hospitalisée juste après son veuvage pour un «état de mal asthmatique» important, qu'elle n'avait pas connu depuis plus de trente ans ! Comme si l'hypocondrie absorbait l'allergie, dans une affinité qui doit être pensée...

Cette ré-orientation permet donc une reformulation du problème à traiter. Car si l'hypocondrie est d'abord une croyance incluant dans son chiffre une relation à l'autre, outre qu'elle bat en brèche une notion de l'actuel conçu comme symptômes purement corporels, elle désigne du même coup comme nul et non avenu tout modèle bidimensionnel introduisant une radicale coupure entre deux dimensions du somatique pensé par rapport au transfert autant positivement que négativement. Se trouve alors en cause la définition même du psychique et du somatique, celle des relations rattachant l'un à l'autre qui demandent à être pensées différemment puisque la notion d'étayage est impropre à cerner ce qui se donne comme variabilité symptomatique clinique. Aux trois grandes questions qui nous semblaient devoir être posées en guise de problématique, questions à l'intérieur du système freudien que seul un dépassement de ce dernier éclaire en même temps qu'il les voue à être sans réponse, se trouvent donc substitués les questionnements suivants quand l'hypocondriaque s'avère être un croyant :

1) Quel modèle théorique pour penser cet objet inscrit dans une pathologie relationnelle, où puisse se concevoir, sans s'y réduire, l'apport de la métapsychologie freudienne ?
2) Quel(s) concept(s) de base pour lire l'hypocondrie comme une forme vraisemblable de pathologie où entrent à part égale le mode de fonctionnement des

sujets concernés et les situations, élaborables ou non mais toujours conflictuelles, auxquelles ils ont pu se trouver confrontés ?

3) Comment penser enfin une variabilité dont l'hypocondrie semble n'être qu'un déploiement et comment concevoir cette proximité qu'elle semble entretenir avec l'allergie ? Dans cette oscillation, est-il autorisé de voir en quelque sorte une continuité ou les cas rencontrés ne forment-ils une série qu'énonçable en termes de probabilités ? L'enjeu de cette incertitude n'est rien moins que la fin de l'enfermement catégoriel en fonctionnements partiels «psychiques» ou «somatiques».

CHAPITRE I : UN AUTRE POINT DE DEPART.

Penser un dépassement avec d'autres outils qui ne relèvent pas d'un quelconque parti pris mais qui, participant d'un modèle théorique, soient néanmoins issus de l'expérience clinique où ils trouvent concrètement leur vraie définition, est ainsi l'interrogation fondamentale à laquelle convie de façon nécessaire le projet de penser vraiment l'hypocondrie qui s'avère alors projet d'une théorie générale du corps. Les précédents acquis de notre réflexion révèlent en effet un dépassement pluriel du modèle freudien de somatisation, débordements multiples semblant se faire écho pour terminer leur course en une unique question : quelle conceptualisation peut nous permettre de cerner que ce qui se passe dans le corps, symptôme pourvu ou non d'une valeur symbolique, paradoxalement n'a pas lieu dans le corps mais bien toujours dans une relation à l'autre ?

Cette formulation met en cause d'emblée un procès d'élaboration à préciser, qui paraît pouvoir se définir comme la recherche d'un jeu d'hypothèses de rechange[6] pour permettre une lecture de tout ce qui infirme la «pensée obligée». Travail du négatif d'abord, dont la quête d'une conceptualisation manquante constitue la première des manifestations, conceptualisation énonçable à partir des points aveugles présents dans la littérature, et que Feyerabend nomme «contre-induction», tentative pour briser le cercle familier[7].

> «Il faut que nous inventions un nouveau système conceptuel, qui suspende les résultats d'observation les plus soigneusement établis, ou qui s'y heurte ; un système qui confonde les principes théoriques les plus plausibles, et qui introduise des perceptions ne pouvant faire partie du monde perçu déjà existant»[8].

---

6 P. FEYERABEND. *Contre la méthode*, p. 29. Paris, Seuil, 1979.
7 *Ibid.*, p. 29.
8 *Ibid.* pp. 29-30.

La pensée de l'hypocondrie est donc fonction de celle d'un dépassement du modèle freudien dont les figures majeures prennent les formes suivantes :

- dépassement au plan de la clinique, qui n'offre à rencontrer que des cas mixtes. La synchronie remplace toujours la diachronie (Partie II, I, 3b).
- dépassement épistémologique, qui renvoie dos à dos «psychique» et «somatique» comme catégories «pures» absolument mythiques. L'hypocondrie ici répond à l'hystérie (Partie I, II, 1).
- dépassement métapsychologique qui, à une conception d'essence énergétique, substitue l'inconscient comme relation à l'autre. Le fonctionnement s'inscrit dans une situation (Partie III, introduction).

1. Pathologie de symptômes, pathologie relationnelle.

Trouver un point de départ qui permette que l'hypocondrie soit, comme le veut la clinique, pensée comme une pathologie relationnelle, est sans doute la première exigence qui s'impose. Car la situation triplement repérée d'une impasse objective, subjective, théorique ne peut que demeurer une pensée empêchée tant que prévaut l'obstination à raisonner sur le modèle freudien de l'appareil psychique conçu comme un objet géométrique parfait, hermétiquement fermé et existant en soi avant même que d'entrer dans une relation.

> «Comment pouvons-nous analyser les termes dans lesquels nous avons l'habitude de formuler nos observations les plus simples et les plus directes, et révéler leurs présuppositions ? La réponse est claire : nous ne pouvons pas le découvrir de l'intérieur. Il nous faut une norme critique externe»[9].

L'abandon du vertex purement psychologique, soit celui d'une pathologie intrapsychique, ne peut cependant être effectué qu'à la condition d'une double constatation : et que le

---

[9] *Ibid.*, p. 29.

médecin ne peut vraiment rien faire -dont acte de l'impasse au plan thérapeutique-, et que cette impuissance n'est nullement un non-lieu trouvant ses arguments dans une science défaillante ou dans les aléas d'une subjectivité impossible à inscrire dans l'ordre médical -dont acte de l'impasse au plan de la pensée-. A ces deux conditions, les questions de l'impasse peuvent être formulées consacrant une rupture avec la perspective strictement médicale qui préside à toutes les lectures en termes de description, symptômes ou fonctionnement. Toutes supposent en effet un objet achevé, espace clos qui est lieu de processus internes, dont les signes ordonnés dans le discours du maître[10], présentent la redoutable particularité d'exclure la subjectivité de leur auteur comme celle de celui qui l'écoute. Façon de signifier la collusion extrême existant entre le discours analytique pour lequel

> «l'hypocondrie doit avoir raison, les modifications organiques ne peuvent pas non plus manquer dans son cas»[11],

où le symptôme renvoie donc à un quelque chose énonçable comme syndrome ou comme maladie, et le discours médical traditionnel qui voue en vérité le patient à se taire pour laisser la parole uniquement aux symptômes. Au reste, dans *Pour introduire le narcissisme*, la contiguïté avec l'organique paraît avec éclat dans l'ordonnance du texte. La reformulation de la situation comme impasse constatée rompt cette proximité : l'examen objectif n'arrêtant pas la plainte, l'impossibilité d'agir du thérapeute est le premier temps d'une pensée de la relation.

De cette dimension intersubjective propre à l'hypocondrie comme croyance radicale, l'usuelle reprise, dans la littérature, du modèle médical ne peut que détourner, qu'il s'agisse tantôt

---

10 J. CLAVREUL. *L'ordre médical*, p. 163. Paris, Seuil, 1978.

11 S. FREUD. «Pour introduire le narcissisme» *in la vie sexuelle*, p. 89. Paris, P.U.F., 1969.

de sémiologie, tantôt de diagnostic ou de tableaux cliniques, de pronostic parfois ou de thérapeutique. Ce point est d'importance car, à être exclusivement pathologie de symptômes, ce modèle partage, de façon implicite, le même présupposé que le modèle freudien : celui d'une possible rencontre malade-médecin comme non-relation entre deux systèmes clos. Cette postulation qui culmine chez Freud dans l'hypocondrie vue comme une involution, soit réactivation d'un narcissisme primaire considéré sous l'angle d'un stade génétique, sous-tend de part en part la clinique médicale. Cette hypothèse de base, reprise par Jean Clavreul dans *L'ordre médical*[12] dans ses moindres détails, conditionne en effet l'éventualité d'une nomination des symptômes présentés : le médecin ne parle que comme représentant de l'objectivité dont il est le garant ; quant au malade il n'est un interlocuteur qu'en tant qu'il se soumet à l'ordre médical, c'est-à-dire qu'il accepte une normalité qui dit une santé à retrouver[13]. Dans l'un et l'autre cas est tenue pour possible l'exclusion respective des subjectivités, classe inférieure où se trouve rejeté tout cortège de symptômes à l'allure indécise. Mais il y a plus encore : comme nous l'avons pointé, les névroses actuelles ne peuvent être maintenues et définies par Freud au sein de sa pensée que par une surprenante négativité dans une démarche qui n'est pas celle de l'analyse. Car à se soutenir d'une sémiologie s'effaçant sous l'action de la réalité, elles posent une sérieuse et importante question : celle d'une importation dans la psychanalyse d'un modèle fondateur qui lui est étranger. Ce dernier est, bien sûr, le modèle médical, comme le montre la saisie du mouvement théorique dans lequel se situe leur objectivation. Caution de l'étiologie sexuelle des névroses, charnière entre médecine et psychanalyse, elles servent d'étai à l'élaboration

---

12 J. CLAVREUL. *L'ordre médical*, Paris, Seuil, 1978.
13 *Ibid.*, pp. 126-127.

métapsychologique du psychonévrotique. Nettement contemporaines de l'idée d'étayage des pulsions sexuelles sur les pulsions du moi, elles sont en effet invoquées à nouveau lors de la «découverte» plus tard du narcissisme : comme si leur maintien théorique permettait, référée à une quantité d'excitation dans une actualité purement somatique, une définition de l'auto-érotisme autant qu'une définition du narcissisme. Etayage de la démarche psychanalytique sur une démarche médicale étiologique, pathogénique, thérapeutique : manière de creuset d'une pré-validation où manque la dimension majeure de la relation.

Penser l'hypocondrie comme relationnelle exige donc de penser un tout autre modèle qui ne soit pas en termes d'appareil psychique, car c'est considérer qu'il est déjà construit et régler le problème de sa constitution que de poser d'emblée, sur le mode médical, des sujets séparés pleinement individués et ayant l'un pour l'autre le statut d'un objet. Ce modèle, du reste, coexiste chez Freud avec des faits cliniques qui viennent le contredire. Deux en particulier doivent être soulignés : l'existence, d'une part, de la télépathie, existence soupçonnée aussi par Ferenczi[14], qui paraît attester que l'inconscient, d'entrée, communique avec l'autre auquel il est ouvert ; d'autre part, le fait que l'individuel est toujours forcément redoublé du social «dans le sens élargi mais pleinement justifié»[15], social qui le précède et le prépare même puisque l'individu est d'abord attendu, en sorte que la psychologie individuelle paraît une abstraction face à la relation. Qu'importe ! Dans la doctrine freudienne le solipsisme subsiste côte à côte avec son démenti !

> «Pour retrouver la possibilité d'une relation entre humains, on inventera des solutions qui aggraveront la difficulté au lieu de la résoudre ; on fera appel, par exemple à l'identification, c'est-à-

[14] S. FERENCZI. *Journal clinique*, pp. 105-139. Paris, Payot, 1985.

[15] S. FREUD. «Psychologie collective et analyse du Moi» *in Essais de psychanalyse*, p. 83. Paris, Petite bibliothèque Payot, 1970.

dire à l'écrasement des dissemblances. Si l'on explique, pour répondre à une éventuelle objection, que la différenciation sera donnée par la multiplication des identifications, on devra avouer que c'est là un curieux détour, car d'où sortirait la différence et de quelle variété serait susceptible un identique multiplié ? Dans la même perspective, la liberté ne pourra jamais avoir d'autre visage que celui de l'indépendance absolue, car toute influence la détériore. Pauvre Narcisse qui, faute de se noyer, va risquer la paranoïa !»

«Ne serait-on pas plus avisé, puisqu'il est un animal, c'est-à-dire un psychique somatique, de supposer que l'être humain, lui aussi, se joue des contraires, qu'il est dès le principe un individué en relation avec ses semblables dissemblables ainsi qu'avec le monde qui l'entoure, que ce qu'il subit fonde son être et sa liberté, enfin qu'en lui, en tant que vivant, tout peut circuler et s'échanger ? Des conséquences à la fois théoriques et pratiques apparaîtront si l'on se demande comment fonctionne une psyché qui est sôma»[16].

François Roustang formule la même problématique, y répondant par le primat de la relation. Echo de l'hypothèse de Sami-Ali qui donne un soubassement à notre réflexion, issu de la clinique psychosomatique : l'autre point de départ se nomme la relation.

«Une relation originelle, fondatrice de tout le fonctionnement psychosomatique, et que je conçois comme une relation précédant, dès la vie intra-utérine, les termes mêmes qu'elle relie»[17].

Ni sujet, ni objet, mais ce qui les produit.

2. Le somatique, autrement.

Tenir compte désormais de cette proposition, exigence méthodologique fondamentale, pour penser l'hypocondrie comme relation dont le trait singulier est d'être paradoxale, entre-deux aux allures d'insolubilité dont le seul point

---

[16] F. ROUSTANG. *Influence*, p. 12. Paris, Editions de Minuit, 1990.

[17] M. SAMI-ALI. *Le Corps, l'Espace et le Temps*, p. 77. Paris, Dunod, 1990.

constant semble être que le plaignant, quoi qu'il fasse, se sente forcément condamné, est lourd de conséquences métapsychologiques. Outre que l'inconscient s'y voit re-défini comme une relation à l'autre, sa conception comme un réservoir d'énergie étant en désaccord avec nombre de faits, le narcissisme primaire ne peut plus être vu comme une catégorie génétique marquant un des temps de l'évolution individuelle de ce que l'on appelle relation à l'objet, auquel donneraient accès, multiples et variés, les avatars divers d'une même régression : il devient un problème, celui d'être sans relation, à l'intérieur forcément d'une relation. L'hypocondrie en tant qu'elle fonctionne sur ce mode doit donc être rapportée à des comportements apparus dans une relation particulière qui était conjointement une non-relation. Relation à une mère présente par son absence.

Reste alors le problème métapsychologique de la constitution de l'objet à poser, hors le modèle freudien de l'appareil psychique, c'est-à-dire la définition des conditions pour qu'il puisse exister en même temps qu'un sujet. Sur ce point, la rencontre de l'intuition freudienne articulant le rêve avec la projection, pour faire de cette dernière la possibilité que le sujet crée, en se scindant, des objets, jointe à celle de l'hypothèse de Sami-Ali pour qui l'imaginaire, qui est la projection, est une fonction vitale, au sens littéral, destinée à fonder santé et maladie selon la relation précoce mère-enfant qui a médiatisé sa constitution même[18], nous aident à formuler notre pensée personnelle. Etant donné que cette perspective théorique est celle que nous avons globalement adoptée, procédure de rechange plus conforme aux faits, sans doute est-il utile de d'abord l'esquisser[19]. Deux repères

---

[18] *Ibid.*, p. 2.

[19] Nous reprenons ici la présentation succincte que nous avons faite de la conception psychosomatique de Sami-Ali avec J. GOROT : «L'investigation psychosomatique en gastroentérologie. Technique et intérêt» *in Précis de gastroentérologie*, sous la direction du Professeur M. Mignon. Paris, Ellipses, 1991 (sous presse).

théoriques essentiels la gouvernent. Le premier, d'ordre conceptuel, est le fondement même de cette conception : c'est la projection synonyme d'imaginaire et pourvue d'une valeur biologique, et qui constitue l'axe majeur et principal pour la compréhension des somatisations. Le second, à valeur heuristique générale, permet de penser le somatique autrement, sous forme d'un modèle multidimensionnel englobant avec la psychopathologie ou pathologie de l'échec du refoulement celle portant sur la fonction de l'imaginaire, pouvant s'accompagner de symptômes organiques lorsqu'elle est face à une situation d'impasse : c'est la formulation d'une corrélation négative existant entre la projection et une somatisation particulière touchant le corps réel.

Or, que faut-il entendre par la projection ? Concept psychologique autant que biologique, applicable à une gamme vaste de phénomènes s'étendant du normal jusqu'au pathologique, elle désigne un processus d'ordre inconscient et essentiellement d'ordre imaginaire mettant aux prises le sujet et le monde extérieur, suite à la mise en branle d'un mouvement rétrograde qui lui confère ses traits typiques. Par projection il faut donc entendre d'abord l'imaginaire en tant qu'il s'oppose au réel et qui, s'il comprend le rêve, avant même que n'existe l'émergence du réel, comprend au même titre tous ses équivalents qui, dans d'autres contextes que celui du sommeil, font prévaloir à des degrés fort différents le fonctionnement conscient, préconscient, inconscient : le fantasme, le délire, la rêverie, le jeu, l'illusion, la croyance, l'inquiétante étrangeté, le transfert, l'affect et l'hallucination, etc... A la faveur d'une modification globale de la relation où change le sens du perçu, le monde joue désormais le rôle d'*analogon* du moi, ou simplement d'une partie du moi. Sous les traits d'une manière de présence spatiale, l'ensemble de la réalité extérieure devient alors un fond occulte où se détachent les figures multiples de l'imaginaire. Loin de n'être qu'un mécanisme de défense comme le propose la théorie analytique, la confondant pêle-mêle avec le déplacement, l'identification et aussi le transfert, la projection est donc une fonction primitive de l'appareil psychique en voie de formation, où se dessine un en-deçà de ce dernier, la reviviscence d'un fond psychotique commun, lequel ne coïncide pas forcément avec la présence d'une structure psychotique. Expression de la non-coïncidence radicale du sujet vis-à-vis de lui-même, le processus projectif traduit ainsi le fait fondamental de se prendre pour un autre. Cette méprise a beau s'atténuer et se modifier peut-être par l'introduction de l'émergence du réel, elle existe comme une nostalgie des origines. Le corps se révèle avant tout comme un pouvoir originel de projection susceptible de répétitions infinies, insaisissable en soi mais se laissant cerner et comme deviner à travers ses effets, c'est-à-dire à travers des images du corps au niveau perceptif ou bien imaginaire. Aussi, bien en deçà de la polarité sujet-objet classiquement évoquée, persiste-t-il toujours un fond très ambigu échappant à une quelconque différenciation : la communication rejoint la communion. Au sein de la relation précoce mère-enfant, lieu de constitution de tout automatisme, nous comprenons alors que l'hallucination sera en proportion du vide relationnel.

Second concept de base de cette perspective présentant une cohérence assez globale : l'existence d'une corrélation négative entre la projection et une somatisation du corps réel. Cette formulation dont il convient de pouvoir reprendre la démonstration toutes les fois que se pose, au sein de la clinique, la question concrète d'une maladie organique et qui, plus que l'échappement au dualisme, permet la conception du tout qui se dérobe au travers de manifestations très partielles, doit être rattachée au renouvellement par Sami-Ali dans *Le visuel et le tactile* de la question liant psychose et allergie, dans une perspective théorique unifiée[20]. Si l'expérience du corps se conçoit en effet dans l'opposition dialectique

[20] M. SAMI-ALI. *Le visuel et le tactile. Essai sur la psychose et l'allergie*, Paris, Dunod, 1984.

essentielle entre corps réel et corps imaginaire -par quoi se délimite la psychosomatique- il est en conséquence loisible de penser que la prédominance projective psychotique bouleverse tout le fonctionnement psychosomatique, renforçant de façon remarquable les défenses immunitaires de l'organisme. Ici prendrait tout son relief une constatation commune énigmatique : celle selon laquelle les psychotiques souffrent rarement de maladie de l'ordre de l'organique. Quel enseignement tirer de l'articulation des champs de savoir habituellement cloisonnés que sont la psychose et l'allergie ? Les personnalités taxables d'allergiques présentent de façon très caractéristique une relation d'extrême proximité à l'autre, proximité renvoyant à une détresse de ne pas, comme visage, pouvoir se reconnaître comme différent de l'autre et, corrélativement, d'avoir nécessairement le visage de l'autre. Dans cette détresse s'inscrit l'allergie elle-même, dépendance de l'autre quant à l'immunité, dont le retour se fait par la mise en échec de l'illusion à produire un visage unique. Mais qu'une projection se mette en mouvement et que la dépendance vienne à se résorber dans une agitation maniaque ou un délire, l'allergie typiquement cesse incontinent. La psychose réussit où l'allergie échoue, éloignant avec elle toute organicité : la crise allergique n'apparaît que lorsque s'affaiblit l'action du projectif. Fonctionnement multiple, cyclique, irrégulier, qui demeure toujours une potentialité et influe sur l'immunité de l'organisme. La projection a donc une valeur biologique par quoi s'explique cette corrélation négative, précieuse pour la découverte : lorsque, dans une situation d'impasse, le conflit impensable devient insoluble, la projection étant incapable d'une quelconque élaboration, la somatisation remplace la régression, a un sens littéral et touche le corps réel. Reste à nous demander si ce modèle permet de conceptualiser l'oscillation pointée entre hypocondrie et symptômes allergiques.

3. Hypothèse.

Première constatation : il permet de penser toute pathologie comme une combinatoire où entrent, à part égale, le mode de fonctionnement des sujets concernés et les situations, élaborables ou non mais toujours conflictuelles, auxquelles ils ont pu se trouver confrontés. Si la nosographie actuelle distingue quatre types essentiels de fonctionnement psychique : névrotique, psychotique, pervers, opératoire, tendant à dissocier la psyché du soma et refusant de voir l'homme dans son unité, le modèle théorique utilisé ici s'attache en effet, pour chaque cas concret, à repérer et à identifier le mode de fonctionnement fondamental en œuvre, soit un fonctionnement imaginaire ou non, façon d'évaluer l'équipement projectif dont dispose un sujet pour pouvoir affronter une situation externe problématique. Deux axes de fonctionnement se dessinent ainsi, donnant lieu à trois formes de pathologie, fonction du refoulement, du destin qu'il subit. Echec du refoulement inséparable en fait de la formation symptomatique obligée, refoulement réussi inséparable de la formation caractérielle du «banal»[21], alternance possible du refoulement manqué avec le refoulement réussi s'installant : il s'agit de trois fonctionnements bien distincts définis par leur lien avec l'imaginaire mais qui ne se révèlent vraiment pathologiques que confrontés à une situation d'impasse. Premier des deux grands modes de fonctionnement humain, le refoulement manqué est sans doute celui qui est le plus connu parce que correspondant à la psychopathologie du champ freudien. L'échec du refoulement instaurant dans ce cas une continuité avec l'imaginaire, la somatisation concerne le corps du rêve, les symptômes réversibles ayant un sens primaire. Elle se manifeste sous deux formes différentes selon que le conflit à résoudre rencontré inclut ou exclut la contradiction elle-même. S'il l'inclut, c'est l'impasse propre à la psychose

---

[21] M. SAMI-ALI. *Le banal*, pp. 77-138. Paris, Gallimard, 1980.

qui, une fois constituée, absorbe le corps réel. S'il l'exclut au contraire, c'est alors l'hystérie en corrélation positive avec la somatisation du corps imaginaire. A quoi doit être jointe la structure allergique gouvernée elle-aussi de façon essentielle par une projection travaillant sans relâche à réduire les termes de la contradiction. L'être de l'allergique étant d'être identique, le travail projectif est une création réduisant les visages à un même visage, soit indifféremment soi-même autant que l'autre. La différence afflue-t-elle aux moments de crise, la réaction allergique est alors fonction d'une projection échouant à changer l'autre en une image unique qui est image de soi.

Face à ce fonctionnement que porte la projection, de manière essentielle ou bien accidentelle, existe cependant un autre fonctionnement, les traits de caractère remplaçant les symptômes et la pathologie s'y faisant organique : question posée par Freud mais restée sans réponse dans le cadre de la stricte psychopathologie, c'est le refoulement réussi et maintenu de la fonction de l'imaginaire subjectif au profit de l'extrême adaptation sociale dans laquelle, sans pouvoir se nier dans son objet, la subjectivité est niée par son objet. Triomphe du banal, du neutre, du littéral. Qu'il s'agisse d'un refoulement très provisoire, d'une simple parenthèse venant à se fermer ou d'un refoulement extrêmement durable pouvant coïncider avec une vie entière, le processus demeure identique en tout point : comme si, suivant une injonction implicite qui en interdit le recours, la projection soudain se trouvait mise hors jeu. Que cette injonction vienne à perdurer, soit intériorisée, maintienne le refoulement suffisamment longtemps pour que soit modifié le fonctionnement d'ensemble de façon permanente, l'absence de rêves et des équivalents signe alors la réussite parfaite du refoulement. Réussite qui ne peut avoir lieu sans une altération de tout le caractère : avec l'occultation de la vie onirique, l'intérêt pour tout l'imaginaire disparaît, faisant place à un vide que vient vite remplir un surinvestissement du réel outrancier. Déserté par le rêve, le sujet n'est guère plus habité que par son seul oubli tandis que, dans la formation caractérielle, s'engage la relation totalement narcissique à une instance qui barre la subjectivité, sous sa forme la moins intégrable sans doute puisqu'il s'agit de l'imaginaire mais qui donne au sujet, comme en contre-partie, le sentiment qu'il est, celui d'être adapté, conforme à la norme, agréé par les autres qui sont une figure maternelle anonyme, intégré dans un univers qui est de règles. Le sujet et l'objet n'existent plus ici car ils font un avec le surmoi corporel. Manière d'équivalent d'une première projection interdisant dès lors toutes les projections, ce dernier est l'instance intériorisée à laquelle incombe la constante double tâche de refouler la fonction de l'imaginaire et de lui substituer, adhésion à des normes, le conformisme ambiant du fonctionnement social. Instance morale certes, qui dit ce qui doit être mais qui est, en même temps, hautement corporelle comme si toute action ne pouvait être en fait que sur le corps et même à travers le corps se transformant en corps fonctionnel dont l'imaginaire est masqué, oblitéré.

Refoulement réussi, refoulement manqué. L'argument développé par Sami-Ali, outre qu'il ouvre à une autre pathologie, présente l'essentiel avantage de ne pas se réduire à lui uniquement, au seul fonctionnement : celui-ci s'inscrit dans une situation, dont la structure logique doit être prise en compte, permettant de comprendre la somatisation comme la résultante d'une combinaison s'opérant entre ces deux ordres de facteurs, qui peuvent s'ordonner et s'arranger entre eux de plusieurs façons. Une presque déduction a priori s'ensuit, faite d'associations où entrent tour à tour l'imaginaire et l'absence d'imaginaire, le contradictoire et le non-contradictoire. Les nuances toutefois peuvent se multiplier, elles laissent subsister fondamentalement deux grandes formes majeures d'une pathologie que déterminent, eu égard à l'imaginaire, échec ou réussite d'un même refoulement dont dépendent les termes dans lesquels s'énonce le conflit rencontré, l'événement externe. La somatisation ou l'élaboration sont ainsi les deux grands devenirs de la rencontre d'un équipement projectif ou bien de son absence, à un moment donné, avec une situation événementielle. Si le maintien de la relation à l'imaginaire offre, lors d'un conflit, la possibilité que soit réalisée une sorte de compromis entre un interdit et un désir pulsionnel par quoi vient faire retour, symptôme névrotique, le refoulé, qui a une valeur symbolique, la relation négative à l'imaginaire qu'opère le refoulement quand il est réussi semble exclure en effet toute médiation possible, transformant en impasse toute situation : l'alternative simple du conflit névrotique se convertit en alternative absolue, pure contradiction aux allures de cul-de-sac dans laquelle on s'enferme et qui est sans issue. La mise hors jeu totale de l'imaginaire paraît créer alors les conditions d'ensemble d'une pathologie touchant le corps réel, divergeant sur ce point d'avec la psychose avec laquelle pourtant elle partage sans conteste le même point de départ, à savoir la contradiction d'une situation d'impasse. Avec cette différence que la psychose est tentative ultime de penser l'impensable, le penser nonobstant et malgré la pensée. L'issue psychotique est donc une transposition des termes du conflit, sorte d'incorporation. Ce faisant, elle ramène au corps imaginaire : elle met à l'abri de la somatisation.

Ce qui se démontre au fil d'une telle perspective - modèle théorique qui est tout à la fois en continuité avec le freudisme, pour rendre compte d'abord du mécanisme à l'œuvre dans les psychonévroses susceptibles de sens, et en rupture pour refuser de voir dans la pathologie touchant le corps réel soit une variante possible de la névrose actuelle marquée d'un négatif quasi consubstantiel, soit une forme de la conversion hystérique assimilant en fait le syndrome organique au retour d'un contenu symbolique refoulé-, c'est que l'imaginaire détermine, négativement et positivement, le tout du fonctionnement dit psychosomatique. Santé et maladie trouvent là leur fondement dans la mesure où elles relèvent d'un processus d'ensemble, psychosomatique, régi par la transformation symptomatique. Cette variabilité, qui autorise à suivre le déploiement pluriel d'une pathologie hors des cloisonnements «psychique» et «somatique», introduit en même temps la continuité d'un fonctionnement souvent saisi partiellement. Si la projection en est l'axe principal, c'est que, déjà pourvue d'une valeur biologique, elle est l'indicateur, à un moment donné, de l'ensemble de l'économie d'un sujet, économie globale soit psychosomatique.

Aussi émettons-nous l'hypothèse suivante, tentative de penser l'hypocondrie vraiment grâce à un appareil conceptuel différent :

1° Croyance en un corps mystérieusement atteint incluant dans son chiffre une relation à l'autre, l'hypocondrie, processus projectif, homologue plus que prélude de la paranoïa, est l'élaboration d'une situation d'impasse qui vient à révéler comme inopérant un fonctionnement caractériel «d'avant» devenu l'attitude adaptative prévalente.

2° Impasse dépassée parce qu'incorporée dans l'élaboration même de l'impensable, l'hypocondrie demande à être située dans le contexte de la somatisation, impasse indépassable qu'elle se donne à penser dans une oscillation symptomatique typique. Celle-ci, de somatique devient alors psychique, tel le passage pointé dans nos exemples de l'allergie à l'accès hypocondriaque comme si l'aboutissement-échec de la première commandait le commencement de la psychose.

CHAPITRE II : L'HYPOCONDRIE, PARENTHESE PROJECTIVE.

La conceptualisation que nous cherchons paraît bien être celle de la projection. Dotant l'hypocondrie d'un contenu positif, par où trouve réponse l'une de nos questions -comment penser une désignation que le système freudien présente comme négative ?- elle en fait une forme de l'imaginaire, une manifestation du refoulement manqué, dont la proximité doit être remarquée de la paranoïa dont elle est l'homologue, limitée dans le temps et au corps toutefois, de l'hystérie aussi dont elle diffère par la seule forme mais pas pour la fonction. Mais la projection offre d'autres aspects encore plus précieux pour la question du corps :

- concept psychologique autant que biologique, elle permet la pensée des dépassements notés du modèle freudien de somatisation, faisant de la santé comme de la maladie un moment dans une plus vaste évolution. Ainsi est-il possible d'inclure dans l'analyse de la paranoïa réputée «psychose pure», phénomènes organiques et hypocondriaques, phases d'un long processus psychosomatique. Ainsi est-il possible d'inclure également dans l'analyse reprise de l'hystérie «princeps», phénomènes organiques autant que psychotiques[22], témoins d'une variabilité symptomatique. Au «psychique» parfois succède le «somatique», ici c'est le «psychique» qui succède au «psychique», là le «somatique» vient succéder au «psychique». Dans une telle succession paraît se révéler une relation d'équivalence négative entre symptômes psychiques et somatiques comme s'ils occupaient, au sein d'un même ensemble, deux positions contraires parfaitement symétriques. Tous sont des parenthèses prises dans un fonctionnement. Aussi l'hypocondrie est-elle un épisode.

---

22 M. SAMI-ALI. *Penser le somatique. Imaginaire et pathologie*, pp. 32-61. Paris, Dunod, 1987.

- concept synonyme de l'imaginaire susceptible d'une double corrélation, elle permet la déduction comme a priori de l'ensemble fini de la pathologie, déduction étayée par l'expérience clinique. L'absence d'une théorie générale du corps, dont l'absence de statut propre à l'hypocondrie paraît une variante, trouve donc à s'y résoudre de façon pertinente, le rapport à l'imaginaire déterminant la somatisation strictement hystérique aussi bien que celle non-hystérique organique. L'une et l'autre constituant les extrêmes d'un spectre-continuum où, selon que prédomine, à un moment donné, l'imaginaire ou bien qu'il se trouve refoulé, les divers phénomènes de somatisation sont des aspects du même processus de fond : exit la coupure épistémologique. Passages du corps réel au corps imaginaire qui disent qu'il ne saurait exister de statique mais seulement deux fonctions dialectiques, selon que la projection porte ou non le corps. L'hypocondrie comme une parenthèse projective ?

1. La projection, conceptualisation manquante.

En tant qu'elle concerne une répétition d'automatismes acquis dans une relation, soit cette relation précoce mère-enfant dont le caractère propre est de préexister aux termes qui se trouvent reliés par elle, la projection prise comme outil de pensée permet essentiellement que l'hypocondrie ne soit plus réduite à la seule description objective d'une nosophobie ou à la prise en compte de douloureuses mais mystérieuses sensations : dès lors son étude relève de la recherche des significations d'une relation typique, sans laquelle on ne peut parler d'hypocondrie. Mais comment concevoir cette répétition ? De quelle sorte d'impasse au plan de la relation l'hypocondrie comme tentative projective est-elle restauration, manière de relation sur le modèle d'enfance et sur un fond exempt de différenciation ? A la première question, métapsychologique, Sami-Ali répond dans *De la projection*, reprenant les remarques successives de Freud :

«C'est comme si le processus projectif revenait inlassablement à cette phrase primordiale durant laquelle s'opère la distinction entre le moi et le monde extérieur... Quand ce retour en arrière s'effectue, il ne se limite pas à reproduire une situation antérieure, plus ou moins dépassée, car chaque plongée dans l'indifférenciation entraîne des modifications économiques considérables. A la faveur de ce contact retrouvé avec la première réalité psychique s'élabore une répartition énergétique nouvelle entre le dedans et le dehors. Le moi introjecte ce qui ne lui appartient pas encore ou ce dont il est séparé, de même qu'il projette des contenus qui lui sont propres ou qu'il s'est déjà appropriés par introjection. Il se crée ainsi un continuel va-et-vient qui imprime à la vie psychique son rythme créateur. Et cependant, tout porte à penser que la projection n'est possible que parce qu'elle a été possible une première fois. Elle semble répéter indéfiniment une possibilité initiale, jadis donnée pour ne plus être retirée. Il y a là un point de fixation temporel qui indique la limite du mouvement régressif dans la projection. Point de fixation qui a ceci de remarquable qu'il ne fait partie d'aucun tableau clinique particulier mais semble plutôt constituer la condition essentielle pour que le moi puisse exister face au monde»[23].

Le «même» répété n'est donc pas une donnée qui puisse se saisir dans l'immédiateté : il englobe le contenu perceptif en retrouvant aussi la forme relationnelle présidant au procès et qui le véhicule. Le pourquoi de l'impasse reste donc à préciser.

Mode de la pensée où prévaut l'inconscient transformant constamment le sujet en objets, dont le rêve nocturne n'est qu'une modalité et qui est mise en cause de la polarité postulée entre le dedans et le dehors, la projection éclaire encore l'hypocondrie du fait qu'elle ne consiste pas uniquement en la transformation d'une perception interne en quelque chose d'externe reconnu comme tel : elle est aussi croyance qu'il s'agit bien là d'une réalité objective absolue. Totalement incapable de prendre ses distances vis-à-vis de lui-

---

23 M. SAMI-ALI. *De la projection. Une étude psychanalytique*, pp. 189-190. Paris, Payot, 1970.

même dès lors qu'il se projette, le sujet ajoute foi à toutes les perceptions qui s'imposent à lui de façon illusoire. C'est que la projection est acte de croyance grâce à quoi se fait le saut dans l'imaginaire[24]. Un imaginaire qui supplante le réel où une foi sans partage, à l'aune du désir, peut transformer le monde en un fond déréel où viennent se projeter des perceptions internes. L'hypocondriaque, lui, est pourtant singulier car la projection y demeure limitée, à son corps vécu comme malade et à l'autre soignant tout-puissant/impuissant dont la rencontre est au cœur de l'être souffrant. On est d'emblée dans l'être et non dans le savoir. Tout ce qui est perçu est en même temps senti. Il n'est pas jusqu'au temps qui ne subisse une distorsion majeure très caractéristique. L'intériorisation en est le premier acte : le sujet vit au rythme des médicaments, des exonérations, des progressions internes, horloges qui le règlent hors du temps «objectif». C'est que si ce dernier ne peut être aboli, il se fait lacunaire, rétif à l'anamnèse de tout antécédent somatique réel. L'estompage du passé est une constatation dont témoigne le «présent» de la consultation. Le futur également se trouve refusé, du moins dans sa dimension vécue de projet. «Je mourrai d'un cancer» ; «Je vais perdre la tête» : ce futur est interrogatif, acte de foi suprême en l'atteinte corporelle. Comme le temps du rêve, c'est toujours le présent, un présent absolu qui semble sans limite et se confond avec la présence d'un corps donnant au temps toutes ses coordonnées. Une chronicité ambigu' en résulte, faite d'une assurance contre la mortalité et d'une tout aussi grande impossibilité de vivre au sens où vivre est vivre dans le temps. Douloureuse endurance dont le temps morcelé, discontinu et comme matérialisé, ignore le présent taxable d'authentique, l'hypocondrie est chronicité dyschronique. Eternel présent : temps de l'accomplissement, du rêve, de la croyance.

---

24 *Ibid.*, p. 147.

Paradoxalement définie par Henri Ey comme forme essentielle de l'existence humaine[25], l'hypocondrie trouve là comme une vérité au sens où elle libère le noyau projectif immanent à la nature humaine entière, noyau qui est synonyme de l'imaginaire, en fait de l'inconscient en tant qu'originaire. Fond psychotique commun, assimilable au rêve, susceptible comme lui d'une répartition toujours renouvelée du moi et des objets, la projection ici se fait forme d'existence révélant son ancrage en corporéité. Ainsi dit Henri Ey :

> «Par sa structure même, l'hypocondrie est une illusion, et le problème de l'hypocondrie n'est qu'un aspect de celui de la projection hallucinatoire et délirante. Mais le propre de l'illusion est précisément d'être vécue à la fois sur le registre de l'imaginaire et sur celui du réel. La réalité que contient l'hypocondrie n'est pas autre chose que la réalité même de l'appartenance de notre corps à notre «monde», ce n'est pas celle de la corporéité de telle ou telle partie ou fonction de ce corps (qui n'entre dans notre conscience comme un objet que dans certaines conditions exceptionnelles ou maladives), mais cette expérience «par quoi je suis mon corps» et qui lie «mon» corps à «moi» dans la relation de l'«avoir». C'est la parfaite disposition de mon corps qui m'échappe dans l'hypocondrie et ce que je sens dans mon corps alors c'est un événement et non seulement un accident qui s'y passe malgré moi et contre moi»[26].

Point d'étonnement que l'hypocondrie soit, dans la littérature, hautement extravagante, hors classification, névrose ou bien psychose, caractérisée par une sorte d'ubiquité. Structure d'existence devenue forme d'existence, elle dit que le corps est pouvoir de projection, d'où peuvent se déduire santé et maladie, selon que le conflit trouve élaboration. Désignation transverse aux usages multiples, elle parle du corps réel autant qu'imaginaire. L'hypocondrie-problème dans le corpus freudien, par ses allures tenaces de continuum, a donc

---

25 H. EY. «Etude n°17 : l'hypocondrie» *in Etudes psychiatriques*. Tome II, p. 480. Paris, Desclée de Brouwer, 1950.

26 *Ibid.*, p. 479.

également pouvoir de vérité : elle montre qu'un modèle autre peut être repensé, prenant la projection pour son axe majeur. En elle trouvent solution bien des contradictions d'une double existence de sujet et d'objet, d'inclus et d'incluant qui nous attire sans cesse du côté de l'angoisse et de la maladie. L'hypocondrie-problème : voilà qui fait penser...

2. Le cas Schreber et la péripétie hypocondriaque.

L'apport fondamental de l'utilisation du concept de projection est, indubitablement, qu'il permet de penser l'hypocondrie d'abord comme une péripétie prise dans le déploiement d'une pathologie régie par la transformation symptomatique. Dans le cas de Schreber[27], elle semble être la première phase d'un fort long processus qui, bien qu'entrecoupé de périodes d'accalmie, évolue vers une psychose paranoïaque, pour culminer enfin, bien peu avant sa mort, dans une chronicité accompagnée d'une pathologie type cardio-vasculaire qui se révélera fatale à la longue. Déjà assimilable à un délire du corps, ni simple par sa structure, ni actuel par sa cause, l'épisode hypocondriaque est soutenu par une projection allant d'un bout à l'autre, empêchant notamment que puisse se modifier, et face à l'évidence et face au médecin, la croyance en un corps mystérieusement atteint. Qu'est-ce à dire sinon que le principe freudien faisant de l'hypocondrie le noyau actuel de la paranoïa paraît inapplicable ? Qu'est-ce à dire sinon que celle-ci est d'emblée l'homologue de la paranoïa, intrinséquement d'essence projective, avec cette différence notable que limitée spatialement et temporellement, Schreber a pu s'en sortir réputé «guéri» ? Tout réside évidemment dans ce qu'on entend par guérison ici, qui semble correspondre à la désignation, à un moment précis, de l'évanescence d'une symptomatologie, elle-même indissociable d'un vrai

[27] S. FREUD. «Le cas Schreber» *in Cinq psychanalyses*. Paris, P.U.F., 1954.

bouleversement du fonctionnement global ou psychosomatique et qui fait apparaître santé et maladie comme des abstractions désignant, faute de mieux, la succession d'ensembles symptomatiques divers définis par leur rapport à l'imaginaire. Nul doute par exemple qu'aient vraiment disparu les idées hypocondriaques de Schreber, retour du refoulé ayant quitté une scène qui, pourtant, ne demeure pas longtemps désertée. Tout se passe comme si l'hypocondrie avait soudain fait brèche dans un fonctionnement caractéristique du refoulement réussi, lequel vient à reprendre, absorbant avec lui les symptômes hypocondriaques apparus par la mise en place d'une organisation caractérielle nouvelle et comme renforcée. Ré-organisation plus qu'organisation de ce qui précédait le refoulement manqué et qui peut définir la personnalité «normale», si l'on en croit l'absence de symptômes. C'est ce fonctionnement qui reprend, à la faveur d'un autre et nouveau refoulement, l'hypocondrie prenant des allures d'incident qu'il paraît mettre entre parenthèses.

Une causalité circulaire s'observe donc, faite de lignes brisées, où le refoulement succède au refoulement, entrecoupé seulement de phases projectives dont l'hypocondrie est une péripétie (Cf. figure 2). Sa guérison n'est qu'un refoulement réussi, terme mis par le fonctionnement caractériel à un flash projectif d'aspect occasionnel : il en résulte un caractère paranoïaque bien plus rigide encore que celui d'autrefois, marqué par la méfiance mais exempt en revanche de tout symptôme organique. Son rôle est essentiel pour l'angoisse corporelle : il l'arrête tout net en s'y substituant, avant que de voler en éclats, quelques années plus tard, dans le délire paranoïaque. Fait pourtant remarquable : si cette péripétie éprouve le fonctionnement caractériel d'avant, celui-ci paraît bien être tout à la fois et la cause et l'effet du refoulement constant. La cause tout d'abord parce qu'une fois adopté comme attitude de fond face à toutes les pulsions, le refoulement caractériel se perpétue selon le même schéma qui, à l'échec du refoulement, fait succéder le refoulement censé devoir y remédier. Mais ce fonctionnement est également l'effet du refoulement lui-même, parce qu'à s'effectuer au contact des pulsions, il les intègre aussi, du moins partiellement, pour mieux les repousser dans un second mouvement. De sorte qu'un compromis durable se met en place entre le refoulé et le refoulement, dans lequel prévaut précocement l'instance refoulante travaillant sans relâche. Une telle situation dynamique sous-jacente, à valeur paradigmatique évidente, ne se borne évidemment pas au cas Schreber : elle est ce qui sous-tend, de façon essentielle, tout fonctionnement caractériel dont l'échec laisse place, en dehors de toute hypocondrie, à des somatisations multiples et diverses qui à leur tour régressent, s'espacent puis disparaissent lorsque le refoulement caractériel prévaut, reprenant derechef les choses à son niveau (Cf. figure 3). Cette constatation entraîne deux remarques. La première réside en cette affirmation qu'il n'est donc pas question d'état pré-psychotique là où la guérison de Schreber consiste en une restitution du *statu quo ante*. Seconde affirmation : à l'inverse, celui-ci se trouve occupé par une pathologie sans éclats, silencieuse, caractère psychotique prolongeant le fonctionnement normal de jadis. L'absence de symptômes organiques trahit la présence d'un refoulement caractériel.

Comme la paranoïa, trouble psychosomatique, à entendre comme moment dans une évolution où la projection qui fonctionne comme le rêve éloigne le corps réel des somatisations, l'hypocondrie, en tant que d'essence projective, illustre donc fort bien cette corrélation à forme négative telle que nous l'évoquions, la projection ayant une valeur biologique. Une telle observation s'accorde en apparence de façon harmonieuse avec l'idée freudienne d'une sorte d'équivalence narcissique parfaite entre hypocondrie et maladie somatique, dans une perspective purement économique. Notre point de vue pourtant diffère. Si, dans trois cas sur

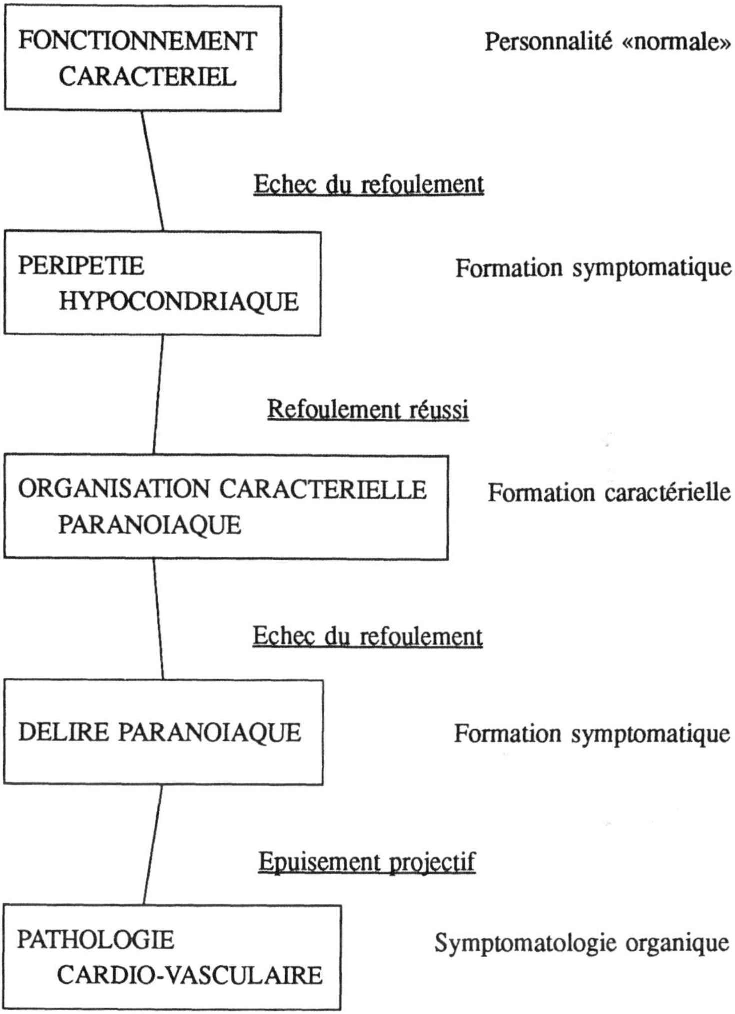

Figure 2. Situation dynamique sous-jacente au cas Schreber

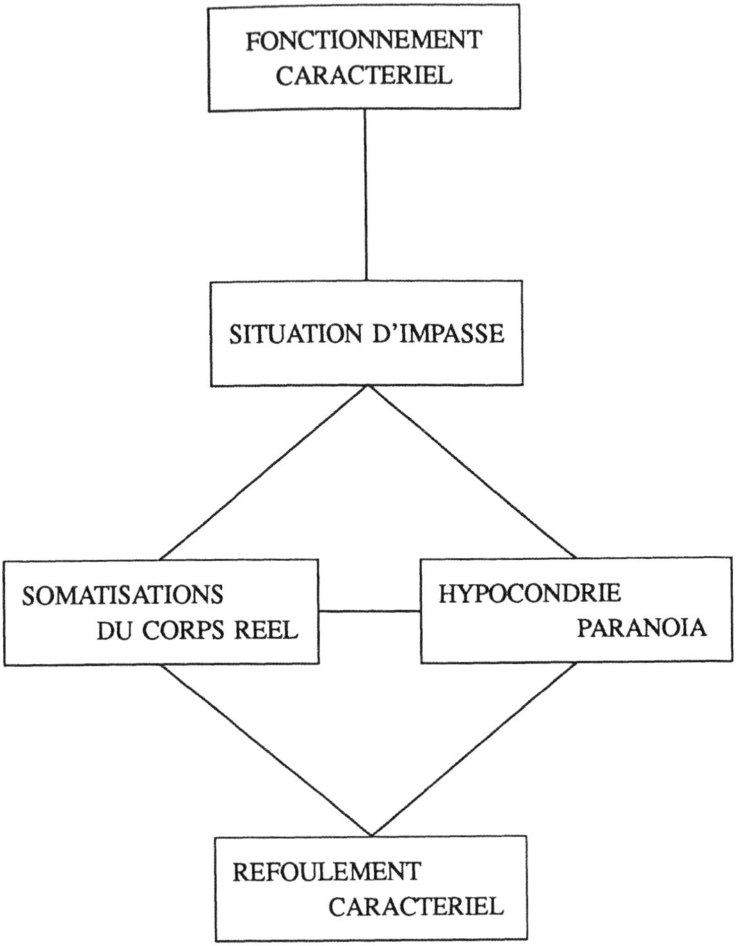

Figure 3. Situation dynamique sous-jacente à l'échec du fonctionnement caractériel

quatre des histoires rapportées, la plainte somatique semble s'être installée dans les suites immédiates d'un problème allergique, si aux dires des médecins le devenir morbide des bilans négatifs est souvent organique, c'est qu'une équivalence peut être affirmée entre ces différents ensembles symptomatiques, mais cette équivalence se donne comme négative : la psychose réussit où l'allergie échoue, l'épuisement projectif s'ouvre sur l'organique. «Psychique» et «somatique» se succèdent ici comme deux positions strictement symétriques : pourvue d'un même coefficient symptomatique, l'affection organique paraît en lieu et place d'une quelconque formation névrotique, psychotique. Phénomène loin de la «complaisance somatique» mais qui tend à montrer que, loin d'être mécanisme purement psychologique, la projection toujours s'accompagne d'un renforcement des défenses immunitaires lesquelles, inversement, viennent à s'affaiblir lorsque s'atténue le processus projectif. Le même raisonnement qui avait conduit Freud à voir l'hypocondrie comme peu élaborée l'amène donc aussi à méconnaître le comment de la guérison symptomatique : c'est une théorie du corps qui fait défaut dont la projection est aspect indissociable. Le délire de Schreber, à mesure qu'il grandit, s'accompagne ainsi du même processus, provoquant notamment de façon spontanée la disparition d'une rhinite allergique en même temps qu'une résistance exceptionnelle, au point que Schreber puisse se croire «immortel». C'est dire qu'il est question de l'élaboration non de l'hypocondrie, comme le soutient Freud, mais d'une situation d'impasse indépassable, la somatisation dans le corps réel constituant l'autre terme de l'alternative.

3. L'élaboration limitée d'une situation d'impasse.

Repérée comme étant d'essence projective, soit à l'imaginaire relation positive, l'hypocondrie acquiert donc en quelque façon un fondement métapsychologique dès lors qu'elle met en jeu opératoirement dans la pratique clinique et fort concrètement une variabilité symptomatique typique où le «psychique» absorbe et change le «somatique». L'observation ici tend à son dépassement, révélant l'unité profonde du phénomène, qui trouve de la sorte une définition qu'articulent sans doute plusieurs propositions. Nous nous contenterons d'en énoncer certaines, issues de la situation dynamique sous-jacente aux quatre cas cliniques précédemment narrés (Cf. figure 4), tels qu'ils peuvent être lus, décrits, interprétés grâce à une pertinente procédure de rechange. Les remarques suivantes s'imposent :

- dans les cas rencontrés, l'hypocondrie fait brèche imperturbablement dans un fonctionnement de type caractériel où prévaut dans l'impasse la somatisation allergique qui marque l'émergence du différent dans un monde où seule règne la logique implacable de l'identité. C'est que cette dernière caractérise autant le travail relationnel dit caractériel que celui qu'accomplit le monde de l'allergie[28].

- ce fonctionnement qui n'est pas en soi pathogène, mais coupe court au conflit et à ses incidences, le devient là où le sujet se trouve soudain dans l'incapacité totale et radicale de neutraliser l'absence et la différence. Celles-ci prennent par surprise un jeu relationnel où le contradictoire est l'exclus essentiel. L'impasse dit l'impensable d'une situation conjoignant l'identique avec sa négation.

- c'est invariablement dans une telle conjoncture que l'allergie paraît faire son apparition, indiquant l'impossibilité de réduire, de surmonter la contradiction. Symptôme sporadique en forme de régression où le sujet puise dans ses ressources biologiques, elle restaure avec l'autre, souvent comme dans l'enfance, une relation rompue par l'irruption soudaine d'une perception vive de la différence.

- autre terme possible de l'alternative, l'hypocondrie commence où l'allergie échoue, pour avoir avec elle un même point de départ.

---

[28] M. SAMI-ALI. *Penser le somatique. Imaginaire et pathologie*, p. 21. Dunod, Paris, 1987.

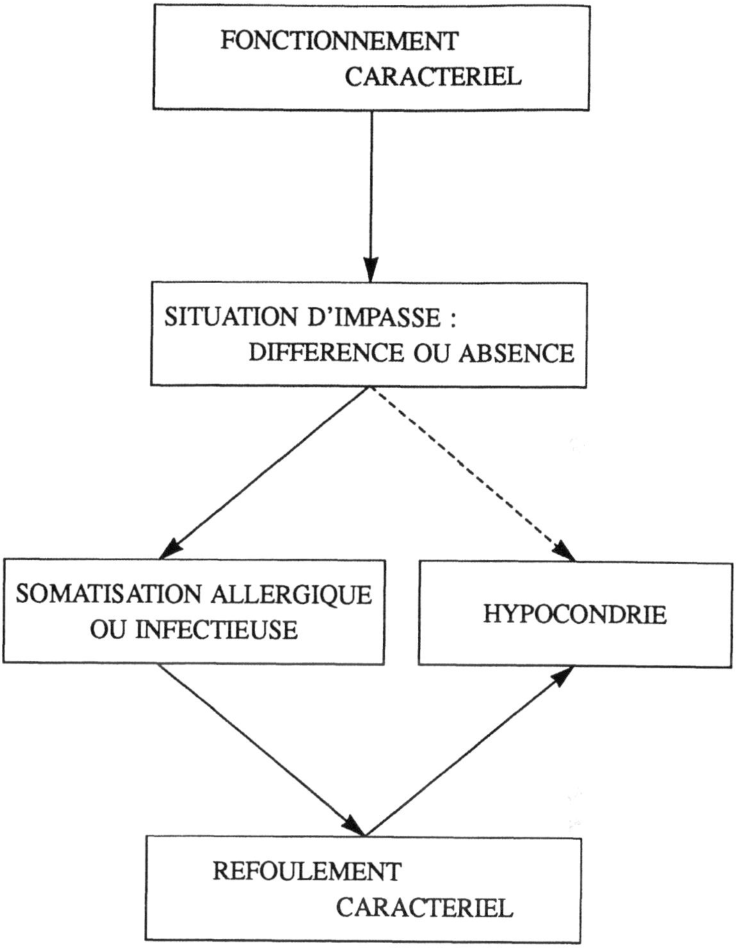

Figure 4. Situation dynamique sous-jacente aux cas cliniques présentés

Affrontée à la contradiction, que l'allergie résout au plan biologique par une restauration du quasi identique, la psychose l'incorpore dans sa propre pensée qui est une élaboration de l'impensable : là, la question de l'autre ne peut plus se poser.

Conçue comme une pathologie relationnelle, soit comme la résultante d'une combinatoire où entrent à part égale le mode de fonctionnement et «l'événement de vie» à valeur conflictuelle, l'hypocondrie connote donc trois faits essentiels. Elle est révélation d'abord d'un état adapté antérieur qui s'effondre par une intolérance à pouvoir intégrer, dans un système marqué de façon insistante au coin du refoulement de tout l'imaginaire, une situation de détresse ou conflit génératrice d'une situation d'impasse. Elle est ensuite l'équivalent symptomatique d'une somatisation de type allergique, avec cette différence majeure que la première commence où finit la seconde, travail de conversion totale en identique d'un contradictoire qui cause l'accès allergique, lequel traduit l'échec d'une relation unique par suite de l'émergence du différent. Comme la paranoïa, mais limitée au corps, elle est en conséquence l'élaboration d'une situation de l'ordre de l'impensable par l'intégration de la contradiction dans une pensée dont la structure est modifiée, mettant à la question les principes essentiels qui régissent cette dernière dans sa logique formelle. Loin de n'être que symptômes purement corporels, selon la théorie des névroses actuelles[29], l'hypocondrie est donc fondamentalement une pathologie de la pensée : née de la relation à l'autre comme différent, la contradiction s'efface en même temps que l'autre. Une continuité semble s'établir ainsi entre caractère, allergie, hypocondrie, autour d'une même extrême proximité à l'autre, présence intrusive insoutenable de la mère qui, historiquement, est d'abord un visage. De l'un à l'autre terme des différences pourtant existent, qui les empêchent de n'être

---

29 S. FREUD. *Introduction à la psychanalyse, p. 365*. Paris, Payot, 1973.

que ressemblants. Si, dans le caractère comme dans l'allergie, le conflit est exclu en une même démarche réductrice de tout être à un seul être unique, l'absence de relation impliquant deux personnes, typique du premier où il n'est de sujet que relation de soi à une image de soi, fait défaut dans l'allergie où le vrai problème est l'existence de soi relativement à l'autre. Si, dans l'allergie comme dans l'hypocondrie, l'autre est projectivement un être imaginaire, celle-ci réussit où celle-là échoue, deux éventualités qui sont comme les deux stades d'une identique problématique fondamentale. Si, dans le caractère comme dans l'hypocondrie, l'autre ne saurait être que surmoi corporel, à la projection qui envahit cette dernière, répond une projection portant le caractère qui, initialement, interdit de projeter.

Pour les cas de bilans négatifs présentés, une hypothèse semble donc s'imposer : croyance en un corps mystérieusement atteint incluant dans son chiffre une relation à l'autre, l'hypocondrie, processus projectif véritable homologue de la paranoïa, est l'élaboration d'une situation d'impasse dont l'enjeu est l'identité de soi, créant par projection à la façon du rêve une réalité qui est restauration d'une relation à l'autre sur le modèle d'enfance, soit d'une relation en forme de paradoxe. Est en question ici une situation dont seule la signification interne importe, support d'une projection qui est répétition d'une réaction qui a sa place dans une histoire : le vide relationnel entraîné par la perte d'une figure maternelle vécue comme toute-puissante, dont le sujet dépend en son identité par une coïncidence de l'être et du falloir, outre qu'il est une aporie existentielle car l'absence de cadre est présage de mort, est aussi l'occasion d'une répétition d'automatismes acquis dans une relation. Une démarche impossible répond à l'impossible : la dérobade de l'autre, de l'ordre de l'impensable car le sentiment d'être du sujet en dépend, voit son vide rempli presque instantanément par une projection informant ce néant. Tout se passe comme si le vide relationnel induit par une perte de l'ordre de l'actuel, absence ou différence d'un objet constituant qui est promesse de soi comme surmoi corporel, ressuscitait soudain de façon automatique le fonctionnement d'antan en pareilles circonstances, soit dans la relation précoce mère-enfant, la nécessité de donner forme à un vide qui, paradoxalement, mettait l'enfant aux prises avec une mère niée par un double néant, absente par sa présence, présente par son absence. Comme si l'effondrement du surmoi corporel, objet d'une précise projection initiale fixant l'interdiction désormais de projeter[30], entraînait la levée partielle de cette dernière pour recréer l'objet en tant qu'imaginaire. Comme si une projection limitée et unique d'un autre tout-puissant et double narcissique, venant fixer la situation de l'impasse, faisait place à une autre figure surmoïque, avec cette différence majeure toutefois qu'elle est comme l'en-deçà du surmoi corporel, soit le paradoxal contexte relationnel dans lequel ce dernier s'est tôt constitué. Comme à la mère d'hier, au médecin d'aujourd'hui le sujet est lié de façon singulière : l'exigence d'une cure se pose concurremment à une conviction d'incurabilité, santé et maladie semblant s'équivaloir au sein d'une relation d'absolue dépendance sans fin car donnant l'être tout en le retirant.

---

30 M. SAMI-ALI. *Penser le somatique. Imaginaire et pathologie*, p. 21. Paris, Dunod, 1987.

CHAPITRE III : UNE SINGULIERE RELATION A SOI ET A L'AUTRE.

L'énigme de l'hypocondrie que nous pointions[31], figure d'autant plus prégnante dans les descriptions qu'est absente la dimension de l'explication[32], trouve donc l'essentiel de son déchiffrement à être pensée différemment comme l'actualisation, dans d'autres conditions que celles du sommeil et du rêve nocturne, de ce qui n'est jamais qu'une variante du rêve, transformation comme lui du sujet en objet(s) où la contradiction s'efface avec l'autre. La projection ici supplante la perception, mettant fin au clivage réel-imaginaire, par quoi le lien à l'autre se trouve transformé, bannissant la question même de l'altérité. L'émergence de l'autre comme différent de soi, que signe également la crise allergique, paraissant dès lors comme l'équivalent d'un résidu réel intransformable en rêve, débouche bien au contraire chez l'hypocondriaque en matière onirique sur le mode insomniaque : par un infléchissement narcissique absolu de l'être sur lui-même les contraires s'objectivent, substituant à une alternative imposant rigidement un choix sans équivoque le mouvement continu d'une pensée en spirale qui tourne sur elle-même en forme de soliloque. Par une conversion totale en identique, le contradictoire tisse une tout autre logique : il n'y a désormais plus qu'un seul et même objet dans lequel se dissout le sujet, coïncidant par là avec l'imaginaire devenu le réel interne autant qu'externe. C'est dire comment l'absence d'un statut théorique permettant de penser clairement l'hypocondrie est liée à celle, sous-jacente, d'un statut théorique cernant la projection, puisqu'y est en question l'espace imaginaire dont la pensée magique est spécification, dynamique commandée par une fascination où s'efface l'écart du sujet à l'objet. C'est dire également

31 Voir Introduction.
32 Voir Partie I, I, 1.

comment le comblement de ce vide théorique par Sami-Ali, donnant à la projection un statut précis qui s'insère dans une métapsychologie[33], procure à notre étude un outil de pensée grâce auquel des «indices» peuvent être repérés, signalant l'existence d'une projection à l'œuvre là où la vérité laisse place à l'influence. Analogue à l'espace d'«inquiétante étrangeté» que Freud élabora en 1919[34], la même relation d'inclusions réciproques préside ici à ce qui est une relation à l'autre dont le trait singulier est d'être une relation à soi sans le savoir. Cette structure symétrique qui est celle du rêve, où dehors et dedans sont des équivalents, n'envahit la perception que partiellement : limitée au corps seul, elle engendre un réel né du dédoublement du sujet qui l'ignore et comme lui renvoyant son image du double.

Que la contradiction s'efface avec l'autre là où la projection remplace la perception, transformant ce dernier en comparse équivoque d'un drame n'ayant pour thème que l'image de soi, voilà qui nous permet de ré-évaluer les significations énoncées maintes fois qui sont point aveugle tant que vient à manquer le recours projectif qui peut les expliquer.

> «Nous voilà donc face à celui qui a la passion du savoir médical, qui construit son anatomie et sa pathogénie personnelle, qui échafaude ses systèmes explicatifs. Il est à la fois familier et étrange (au sens de l'*unheimliche*) pour un médecin d'être confronté avec son double caricaturé»[35], ou encore :
> «les rôles de ce drame, noué entre deux personnages, ne sont distribués parfois qu'à un acteur unique, qui tour à tour, se masque et se démasque pour dialoguer avec lui-même : mais,

---

33 M. SAMI-ALI. *De la projection. Une étude psychanalytique*, pp. 163-218. Paris, Payot, 1970.

34 S. FREUD. «L'inquiétante étrangeté» *in Essais de psychanalyse appliquée*, pp. 163-210. Paris, Idées Gallimard, 1973.

35 J. DELAHOUSSE, B. HITTER-SPINELLI. «Discours hypocondriaque et discours médical», *Revue de Médecine Psychosomatique*, p. 44. Paris, 22 n°1, 1980.

plus souvent, il est joué par deux personnes, entre lesquelles existe une similitude et une connivence si trompeuse qu'elles permettent à ces jumeaux énigmatiques, sans que le spectateur s'aperçoive de rien, de permuter leurs rôles»[36].

Toujours il est question d'un espace symétrique où l'autre représente un double narcissique, exactement comme dans la paranoïa. Trois grandes modalités paraissent s'en dégager, dotant l'hypocondrie d'une structure unique :

1) d'abord, la relation d'objet habituelle est remplacée par le dédoublement de soi. C'est que la projection, création d'une réalité hors de soi qui est soi, paraît inséparable d'une relation au monde d'un type original qui est le narcissisme[37]. Celui-ci est construit sur le modèle des liens qui rattachent le sujet à sa propre image, où il se cherche sans même s'apercevoir que ce n'est qu'un miroir. Ainsi l'hypocondrie est-elle indissociable d'une réduplication parfaite de soi dans l'autre, un autre tout aussi mystérieux et étrange que le mal qui habite le sujet, le dérange.

2) cette relation, ensuite, a forme de paradoxe. Jeu sans fin où une double cécité paraît en cause : celle du médecin qui ne voit rien là où le patient lui dit qu'il y a quelque chose et celle du malade à qui on cherche à suggérer l'existence d'un conflit mais qui n'y voit goutte. C'est que le paradoxe est la forme verbale prise assurément par l'inclusion réciproque, les deux propositions contradictoires en cause enserrant le sujet dans une parole double qui, au moindre mouvement, se resserre sur lui et l'entoure de ses mailles jusqu'à l'asphyxie. La «double entrave» éclaire une pathologie où santé équivaut en fait à maladie (Partie II, I, 3, a).

---

36 H. MAUREL. «Actualité de l'hypocondrie» *in Rapport de psychiatrie au 73ème congrès de psychiatrie et neurologie de langue française*, pp. 8-9. Paris, Masson, 1973.

37 M. SAMI-ALI. *De la projection. Une étude psychanalytique*, pp. 75-88. Paris, Payot, 1970.

3) cette relation, enfin, est la répétition d'une situation relationnelle précoce, en-deçà constituant du surmoi corporel où le dévoiement de la fonction maternelle, faisant équivaloir falloir et non-falloir, ramenant l'un à l'autre et les assimilant, empêche le sujet de quitter le champ itératif qui le retient captif. Malade, il a recours à l'autre, médecin, dans la quête d'une probable guérison à venir. Réputé non-malade, il maintient ce besoin, dans la quête d'une possible affection à nommer. Mais affranchi des forces qui l'immobilisent, sans doute ne saurait-il exister pour lui-même.

L'instance qui interdit l'être autorise d'être : avatar d'une configuration interne où le sujet ne peut que vivre condamné.

Dédoublement de soi, paradoxe, surmoi : une relation duelle mère-enfant se révèle, occultant totalement l'existence du père, où une projection doublement opérante venant à se répondre chez les deux partenaires crée une complémentarité imaginaire entre deux univers identiques où chacun est tour à tour soi, l'autre, une partie de l'autre. L'identité s'impose avec la psychose.

1. La dimension intersubjective de l'hypocondrie.

Que la rencontre avec le médecin soit d'emblée autre chose qu'un événement tout extérieur, qu'elle porte implicitement ce qui advient au corps et se trouve sur-le-champ au centre de la douleur, les *Mémoires d'un névropathe*[38] écrits par Schreber en témoignent de façon exemplaire, recoupés par des comptes rendus psychiatriques[39] qui montrent combien les plaintes corporelles, ressassantes et incompréhensibles, réfractées par le même schème interprétatif, sont fonction d'une manière d'appréhender autrui en son étrangeté sur un mode exclusif. Aussi l'hypocondrie se

---

38 D.P. SCHREBER. *Mémoires d'un névropathe*, Paris, Le Seuil 1975.

39 F. BAUMEYER. «Le cas Schreber» *in Le cas Schreber*, p. 173. Paris, P.U.F., 1979.

donne-t-elle d'abord sous les espèces typiques hautement narcissiques d'une singulière relation à soi et à l'autre, où la distance est nulle et extrême à la fois. Extrême parce que l'autre converti en un être imaginaire, comme la mère d'autrefois, est posé dans sa différence absolue. Nulle pourtant autant car dans le même temps l'autre est perçu à la place de soi. Entre ces deux extrêmes la projection dessine une trajectoire centrée sur l'objet qui fascine par sa proximité comme par sa distance et dont l'enjeu majeur réside dans la souffrance. Des préoccupations liées au poids du corps constituent de la sorte chez Schreber l'essentiel de la «première maladie nerveuse» réelle[40], présentant un conflit entièrement centré sur le corps et surtout sur ce qu'il se doit d'être selon une dialectique confrontant le sujet avec les exigences du surmoi corporel. Mais ce qui est en cause dans la souffrance physique c'est le fonctionnement de l'appareil psychique : les choses sont désormais étranges et insolites, la perception glissant vers la fascination. Fascination l'attitude de Schreber qui fut, d'après ses dires, à la phase première,

> «tout spécialement favorablement impressionné par les méthodes thérapeutiques du Professeur Flechsig»[41] :

impressionné sans doute comme on peut parfois l'être par un faiseur d'images, créateur d'illusions et autres faux-semblants d'autant plus que son art fait de lui un «voyant»[42]. Personnage trompe-l'œil, dont les actes et les paroles sont factices dans un monde où tout l'être se ramène au paraître. C'est que, revêtement du vide et irréelle, la réalité est minée de l'intérieur : l'autre n'est qu'une image dédoublée, image

---

40 D.P. SCHREBER. *Mémoires d'un névropathe*, p. 45. Paris, Le Seuil, 1975.

41 *Ibid.*, p. 44.

42 H. MAUREL. «Actualité de l'hypocondrie» *in Rapport de psychiatrie au 73ème congrès de psychiatrie et neurologie de langue française*, p. 77. Paris, Masson, 1973.

projetée qui se déréalise au fur et à mesure qu'elle prend consistance. Affirmer l'être ici est aussi le nier : un double nœud existe qui ne peut se trancher. Rien ne peut donc venir mettre fin au simulacre évoluant dans une sorte de décor de théâtre.

La première maladie, en forme d'hypocondrie, n'est donc pas extérieure au champ de la psychose. Outre que l'expérience du corps y est centrale, déterminant un monde uniquement spatial[43], la relation à l'autre autorise en effet à y voir, bien plus qu'un problème de vérité, un problème d'influence et même de dépendance, soit de façon constante la présence insistante d'une projection transformant la réalité. Car, qu'elle soit paranoïaque ou appartienne à l'hystérie de conversion, la projection se forme autour de «quelque chose» que le sujet ne peut reconnaître en lui-même mais qu'il perçoit chez l'autre en manière de problème. Autrui sert de miroir et la perception est une fonction narcissique excluant le savoir. Se révèle de la sorte la vraie finalité, du moins la dimension intersubjective de l'hypocondrie comme «inquiétante étrangeté»[44], où la fausseté de l'autre dit son identité : celle-ci est réduplication de soi dans l'autre, aussi mystérieux et étrange que le mal sui possède le sujet. A de «petits détails» vus comme «sans importance» se trahit un objet circonscrit mais fuyant, projection de l'énigme, de son déchiffrement. L'autre est insaisissable mais est saisi comme tel au travers de vétilles prélevées dans le réel. Ainsi l'hypocondrie est-elle indissociable d'un statut du détail, spécifique et précis. Il est en premier lieu équivalent au tout, à l'objet tout entier divisé en des parties d'objet qui sont aussi l'objet, témoin d'une relation d'inclusions réciproques : les «mensonges» du médecin disent la duplicité de tout un univers dont

---

[43] M. SAMI-ALI. *Corps réel, corps imaginaire*, pp. 33-36. Paris, Dunod, 1977.

[44] *Ibid.*, pp. 22-36.

l'interprétation crée la réalité même à interpréter. Il est en second lieu ce dont l'imposition se fait par le déni comme s'il s'agissait d'un refoulement manqué qui ferait irruption au travers d'une formule devant être inversée. «Choses de détail, dit Schreber, que je ne tiens pas pour tellement importantes»[45]. Par quoi il faut entendre, au contraire : choses tellement importantes que même le déni ne parvient à gommer. Il est en dernier lieu ce par quoi se confirme ce que l'on feignait d'ignorer, savoir que l'autre peut avoir barre sur le corps et que, de ce pouvoir, la souffrance témoigne. Ce qui advient au corps est en effet porté par une relation avec le médical, où le sort du sujet est donné comme une dépendance pure et simple à l'objet. Qu'est-ce à dire sinon que, lieu de la trahison, le détail est aussi lieu de la conversion ? Du sujet en objet, du dedans en dehors, de la perception en presque hallucination.

Tout se passe donc comme si, dans cette pathologie relationnelle, l'impossibilité du sujet à saisir, au plan de la conscience, ce qui pourrait venir fonctionner comme *analogon* narcissique, se donnait comme saisie de certaines «perceptions» dans lesquelles la conscience s'absorbe sans raison et qui la captivent pour être précisément coupées du sujet. Deux détails sont ainsi retenus contre le Professeur Flechsig auquel Schreber reproche et d'avoir envers lui usé de «pieux mensonges» et d'avoir retardé exprès sa guérison.

> «Et véritablement, dit-il, que pouvais-je entendre d'autre que pieux mensonges lorsque, par exemple, le professeur Flechsig voulait faire passer ma maladie pour une simple intoxication au bromure, à mettre au compte d'une prescription du docteur R., à S., dont j'avais suivi le traitement peu de temps auparavant ? De même, il me semble que j'aurais certainement pu être délivré bien plus rapidement de certaines idées hypocondriaques qui me dominaient alors, notamment celle de maigrir, si l'on m'avait

45 D.P. SCHREBER. *Mémoires d'un névropathe*, p. 45. Paris, Le Seuil, 1975.

> laissé apprendre à me servir tout seul de la balance qui servait à peser les malades -cette balance de la clinique universitaire était, en effet, d'une conception singulière, inconnue de moi»[46].

Par rapport à Flechsig disposant totalement du réel et du corps comme une mère toute-puissante, tout est donc duperie.

La parole même est louche, suspecte, comme double et les choses ne sont jamais là simplement par elles-mêmes mais sur un arrière-plan fait de pressentiments et d'arrière-pensées troubles. C'est qu'il y a ici retour du refoulé, qui se dénonce d'ailleurs à certaines qualités régies par une occulte et sombre causalité dépassant la scission entre sujet et objet.

> «Donc, un nivellement général de l'expérience perceptive forçant le sujet à vivre ses rapports avec le monde comme si lui-même était un objet parmi les objets et ceux-ci n'étaient pas différents de lui»[47].

Dans un monde où triomphent emprise et maléfices, le primat est donné aux choses qui, perdant leur extériorité, deviennent le prétexte d'un pouvoir exercé. Machines à influencer de près ou de loin dont l'inquiétant réside autant dans la distance que dans le rapprochement familièrement étrange. La balance en est un bon exemple : objet-image du corps censé mettre fin au doute en tranchant la question difficile du poids, elle l'accroît de surcroît, rendant interminable l'inquiétude qui déjà s'est emparée du corps. Objet-piège dans lequel on se perd comme dans un labyrinthe. Le sujet est radicalement tous les objets là où l'impasse s'ouvre sur un espace de reflets.

2. La relation à un double narcissique.

Cette transformation très caractéristique du monde en un double taxable de narcissique, pour être réduction patente à l'identique via la métamorphose en matière onirique, n'en

---

[46] *Ibid.*, p. 45.

[47] M. SAMI-ALI. *De la projection. Une étude psychanalytique*, p. 129. Paris, Payot, 1970.

réclame pas moins quelques explications. D'abord il n'est sans doute pas banal de noter que le dédoublement en sujet et objet reproduit trait pour trait une relation passée de dépendance à l'autre comme instance surmoïque : torturé, condamné, esclave, manipulé, le patient d'aujourd'hui est comme l'enfant d'hier. Qu'autrui soit le support de moult projections le faisant apparaître comme double narcissique semble donc résulter d'une première projection fixant une fois pour toutes cette situation. Façon de formuler que l'hypocondrie est liée à un narcissisme non-dépassé qui n'a nul besoin d'une réactivation classiquement présentée comme forme régressive[48] : elle est la fixation à la transformation de l'objet maternel en surmoi corporel. Et tout se passe comme si le vide relationnel induit par une perte de l'ordre de l'actuel ressuscitait soudain le fonctionnement d'antan en pareilles circonstances, soit dans la relation précoce mère-enfant la nécessité de donner forme à un vide qui, paradoxalement, mettait l'enfant aux prises avec une mère niée par un double néant. En lieu et place d'un deuil qui ne peut s'effectuer dans un système peu apte à l'intégrer, l'hypocondriaque tente, sur le modèle d'enfance, de donner corps et forme à ce qui est béance. Répétitivement, par rapport au médecin,

> «une relation de totale dépendance restituant celle du nourrisson envers sa mère, aliène le sujet et le rend à lui-même, mais sans lui-même, hors de lui-même, objectivé»[49].

C'est que la différence de l'autre signifie perdre une identité qui est celle de l'autre. Doter projectivement de sa propre substance l'objet absent recréé comme imaginaire met donc fin à un lien aux effets délétères : en plus de clôturer ce qui ressemble fort à une hémorragie énergétique sans bornes, par

---

[48] S. FREUD. «Complément métapsychologique à la théorie du rêve» *in Métapsychologie*, pp. 126-127. Paris, Gallimard, 1968.

[49] M. SAMI-ALI. *Le visuel et le tactile. Essai sur la psychose et l'allergie*, p. 138 note 3. Paris, Dunod, 1984.

quoi le différent se trouvait constamment réduit à l'identique systématiquement, l'hypocondrie parvient à annuler la possibilité de l'altérité même dès lors que l'autre est soi, hors de soi, sans le savoir, ayant affaire au monde devenu un miroir. Dans le même mouvement toute situation d'impasse est bannie à jamais, car détresse et conflit n'ont plus de sens ici. Douleur, l'hypocondrie est deuil de toute douleur. Douleur, l'hypocondrie est leurre anti-douleur. C'est Narcisse devant l'eau recevant, dit Bachelard,

> «la révélation de son identité et de sa dualité, la révélation de ses doubles puissances viriles et féminines, la révélation surtout de sa réalité et de son idéalité»[50].

Une seconde remarque s'impose sur ce point. Pour n'être pas saisie par la conscience qui n'appréhende jamais qu'une donnée objective dont le lien au sujet est totalement coupé, coupure où le refoulement se parachève comme si le dehors seul semblait prendre la relève d'une expérience vécue désormais méconnue, l'identité perceptive s'y dénonce quand même par certaines qualités lui conférant vraiment une valeur affective d'ordre exceptionnel. Gardant toujours avec sa source un lien secret empêchant qu'il ne perde sa singularité, l'objet sur lequel s'effectue la projection se signale par des «signes» le rendant hautement «intéressant». De la sorte prennent sens des attitudes typiques souvent repérées chez le plaignant somatique où l'on peut constater que sans doute l'objet n'est peut-être pas aussi «extérieur» qu'il paraît. L'existence d'un processus projectif à l'œuvre semble ainsi se signaler à travers une présence énigmatique, toujours fascinante et inquiétante par son ambiguïté et son étrangeté, autant de caractéristiques, dévoilant le médecin comme double narcissique. L'énigmatique d'abord, contenu refoulé saisi par le sujet comme un vide entourant la plénitude de l'être, une lacune plus réelle que la réalité, dont l'expression extrême se

---

[50] G. BACHELARD. *L'eau et les rêves*, p. 34. Paris, Corti, 1947.

donne régulièrement comme un incontournable sentiment de fausseté. C'est que la projection d'une donnée intime sur le monde extérieur place le sujet devant un truchement inconscient de lui-même, qui hausse la dépendance du sujet à l'objet. L'objet n'est plus un être s'offrant dans sa présence mais le lieu d'existence d'un autre objet étrange échappant à toute prise et à toute cohérence. C'est cet objet absent qui pourtant n'est rien d'autre que le sujet lui-même ignoré de lui-même qui constitue dès lors le ressort caché de toute une série d'événements singuliers, ayant pour caractéristique essentielle de faire éclater la perception habituelle. Percevoir désormais revient à deviner et le pressentiment sert électivement à percer l'opacité de l'autre. Enigmatique, il est louche et insaisissable, caché derrière des actes et des gestes insondables. Indices, présomptions, traces, indications : à ces bribes de savoir on se trouve réduit lorsque l'on veut surprendre, comme étant à autrui, une vérité qui n'est pourtant qu'à soi. L'énigmatique ici rejoint l'impénétrable.

Fascinant également le double l'est tout autant, analogue à l'objet de l'état amoureux dont Freud, en plusieurs lieux[51], pointe qu'il s'apparente à l'hypnose dont il est une variante[52]. Dans l'un et l'autre cas, l'objet est très surestimé, comme idéalisé, attirant, jusqu'au point de «consumer le moi»[53], une quantité énorme de libido sur soi. Or, loin qu'il soit question d'identification à l'objet devenant intériorisation, pour n'être pas tout à fait externe au sujet l'objet est fascinant, pour remplir désormais des fonctions désertées par le sujet lui-même, le jugement et l'épreuve de la réalité. En un mot tout se passe ici comme si

> «l'objet était mis à la place de l'idéal du moi»[54],

---

51 S. FREUD. «Psychologie collective et analyse du Moi» *in Essais de psychanalyse*, pp. 134-141. Paris, Petite bibliothèque Payot, 1970.
52 *Ibid.*, p. 138.
53 *Ibid.*, p. 136.
54 *Ibid.*, p. 137.

la fascination même révélant un objet qui est partie prenante du sujet lui-même. Ajoutons que cette relation à l'objet fascinant, qui attire à lui essentiellement quand il est doté de qualités positives, peut également se nouer avec des objets à cause de leurs caractéristiques négatives : ils sont alors «affreux», «répugnants», «dégoûtants», mais le sujet y est attaché pareillement. Ainsi le médecin puissant et impuissant habite-t-il le sujet en objet parasite.

> «Chacun des duellistes s'expose, s'oppose, s'impose dans le climat sado-masochiste d'une lutte fascinante et périlleuse. L'arbitre ou spectateur de ce duel aurait grand mal à reconnaître lequel des combattants est sadique, et lequel masochiste : ils sont égaux, ambigus, se rendant soin pour soin, coup pour coup, blessure pour blessure»[55].

Toute perception du double comporte en effet l'élément que Freud nomme «inquiétante étrangeté», thème qu'il a traité de façon exhaustive[56] montrant comment l'objet s'y trouve, tout à la fois, et dehors et dedans, et présent et absent, étrange et familier en toute ambiguité. Cette dernière résulte, au sein du narcissisme, d'une confusion totale et des choses et du moi, retour du refoulé où se perd la distance d'ordinaire maintenue entre «ici» et «là-bas». Nous comprenons alors pourquoi Henri Maurel fait de l'interlocuteur un cas essentiel :

> «Contre toute logique, nous ne commençons pas par le héros ; et même nous retardons le plus possible son entrée, car la meilleure approche de l'hypocondriaque, celle que peut-être la psychiatrie classique eut tort de négliger, est de s'intéresser aux interlocuteurs... Au terme de ces approximations, peut-être

---

[55] H. MAUREL. «Actualité de l'hypocondrie» *in Rapport de psychiatrie au 73ème congrès de psychiatrie et neurologie de langue française*, p. 80. Paris, Masson, 1973.

[56] S. FREUD. «L'inquiétante étrangeté» *in Essais de psychanalyse appliquée*, pp. 163-210. Paris, Idées Gallimard, 1973.

finirons-nous par découvrir que, dans le clair-obscur des ombres projetées, nous avons déjà tracé le portrait du Sujet à travers le miroir»[57].

«Mais il peut advenir que l'action soit apparemment solitaire, que le sujet, déçu par un faux médecin, oracle irresponsable de son propre discours, gagne, comme le Misanthrope, «un endroit écarté» et profère dans le «désert» un monologue articulé à l'intention d'autrui. L'action supposera alors un interlocuteur, donnera, dans un «détachement» hallucinatoire, autistiquement la parole à l'organe, dont l'entretien est la fonction. Cette fonction, parole de l'organe, sera par excellence la fonction excrétoire, dont l'alternance de rétention et d'exonération scandera le discours et s'ordonnera en un dialogue imaginaire que Freud, notamment, a décrit chez le Président Schreber»[58].

---

57 H. MAUREL. «Actualité de l'hypocondrie» *in Rapport de psychiatrie au 73ème congrès de psychiatrie et neurologie de langue française*, p. 42. Paris, Masson, 1973.

58 *Ibid.*, p. 80.

POUR UNE CONCEPTION PSYCHOSOMATIQUE DE L'HYPOCONDRIE

- Conclusions -

Penser l'hypocondrie dans cette perspective, hypothèse de rechange de nature prospective, n'est donc pas sans produire mains effets d'ouverture. Car, à s'interroger sur le statut du corps en fonction d'un modèle multi-dimensionnel, la recherche engagée offre un repère pluriel et au plan d'un possible effet thérapeutique et dans le compte rendu technique et théorique qui pourrait constituer «la formule recherchée». Voyons l'un après l'autre ces différents apports.

1) au plan d'une réflexion globale sur les systèmes, deux constats d'importance s'imposent à l'évidence :

- l'examen de l'hypocondrie fait éclater le modèle freudien articulé sur une conçeption d'ordre évolutionniste. Notion transversale d'essence projective, si l'hypocondrie est d'abord une croyance incluant dans son chiffre une relation à l'autre, outre qu'elle bat en brèche une notion de l'actuel conçu comme symptômes purement corporels, elle désigne du même coup comme nul et non avenu tout modèle bidimensionnel introduisant une radicale coupure entre deux dimensions du somatique pensé par rapport au transfert autant positivement que négativement.
- l'examen de l'hypocondrie fait éclater le modèle freudien articulé sur une conception purement psychologique, pur déni dont procède le jeu analytique, qui est double exclusion de la réalité sous sa forme sociale autant que biologique et que rencontre tout discours sur l'actuel, donc sur l'hypocondrie. Car à être une impasse au plan de la relation, équivalent possible d'une somatisation à l'abri de laquelle la met la projection, l'hypocondrie convoque social et biologique pour un remaniement complet de la psychose.

2) au plan d'une définition explicative dotant l'hypocondrie d'un statut théorique grâce à un appareil conceptuel différent, les acquis principaux paraissent les suivants :

- croyance en un corps mystérieusement atteint incluant dans son chiffre une relation à l'autre, l'hypocondrie qui est processus projectif, refoulement manqué dont la proximité doit être remarquée de la paranoïa, est l'élaboration d'une situation d'impasse qui vient à révéler comme inopérant un fonctionnement caractériel «d'avant» devenu l'attitude adaptative prévalente.

- impasse dépassée parce qu'incorporée dans l'élaboration même de l'impensable, soit la perte impossible de l'objet narcissique dont le sujet dépend le plus vitalement, l'hypocondrie demande à être située dans le contexte de la somatisation, impasse indépassable qu'elle se donne à penser dans une oscillation symptomatique typique.
Celle-ci de somatique devient alors psychique, tel le fréquent passage pointé dans nos exemples de l'allergie à l'accès hypocondriaque comme si l'aboutissement-échec de la première commandait le commencement de la psychose.

3) au plan relationnel et/ou transférentiel, l'hypocondrie révèle deux aspects essentiels, achevant d'ébranler la notion de l'actuel :

- médicalement d'abord, l'impasse objective, liée à une prise en compte au niveau de la plainte, paraît devoir se lire comme la répétition d'une impasse subjective au plan de la relation, tentative projective d'une restauration d'une relation à l'autre sur le modèle d'enfance. Cette relation, en fait, est la répétition d'une situation relationnelle précoce, en-deçà constituant du surmoi corporel où le dévoiement de la fonction maternelle, faisant équivaloir falloir et non-falloir, empêche le sujet de quitter aucunement le champ itératif qui le retient captif.

- psychanalytiquement, pour être un épisode de refoulement manqué entre deux refoulements, soit un flash projectif d'aspect occasionnel faisant brèche dans un fonctionnement caractériel, l'hypocondrie pourtant demande à être lue comme mémoire d'un passé hautement itératif. Car, à conclure comme Freud qu'il n'y a pas de transfert là où ne fait que poindre un peu d'imaginaire, on méconnaît qu'ainsi se réitère, d'un bout à l'autre d'une vie comme absente à elle-même, sans possible changement et jusqu'à l'épuisement, un seul fonctionnement face à un seul objet : transfert caractériel qui, inlassablement, métamorphose l'autre en surmoi corporel, né du refoulement et le perpétuant.

Ce dernier développement mérite quelques éclairements.

En premier lieu, en conférant valeur transférentielle à toute hypocondrie, nous faisons de celle-ci un fonctionnement second lié à un premier en termes d'inclusion : sorte de parenthèse dans une parenthèse, réaction de survie quand, aux moments de crise, l'imaginaire s'en vient à faire irruption pour répéter une première projection. Car ce qui se produit n'est pas le dépassement d'une pathologie par une autre qui l'absorbe. Passage à la limite, jouant le tout pour le tout, ultime recours encore pour éviter la mort, l'hypocondrie relaie ici projectivement le fonctionnement caractériel «d'avant», levant partiellement l'interdit de projeter par une projection de l'interdit de projeter. Tout se passe donc comme si le surmoi corporel, transformation ancienne de l'objet maternel en une instance bouchant le vide relationnel, se trouvait re-projeté pour mettre par sa perte en question le sujet et son sentiment d'être. C'est dire que le transfert propre à l'hypocondrie prolonge celui du refoulement réussi, sous condition toutefois de ne pas ignorer que le transfert existe là où l'autre est, dans la situation thérapeutique, constamment transformé en instance surmoïque. Refoulement réussi et/ou hypocondrie : un même fonctionnement face à un même objet.

La légitimité de cette réduction suppose donc résolue une question en amont : celle du lien essentiel au plan relationnel qu'entretient le refoulement caractériel, lien dénié constamment dans le système freudien qui voit en l'actuel un «fonctionnement en moins». Or comment appeler cette relation typique qui toujours se crée de façon automatique, sans tenir aucun compte des qualités réelles de l'autre auquel très vite paraît être imparti le rôle systématique de surmoi corporel ? Or comment appeler cette relation unique et à soi et à l'autre fixée une fois pour toutes dans un fonctionnement caractériel voué à nier la différence pour produire l'identique ? Perd-on parfois de vue cette singularité où se laisse entrevoir une grande complexité, on peut être amené alors à affirmer l'absence du transfert dans une situation dépourvue de la dimension imaginaire. Echappe ainsi l'existence du transfert caractériel qui reproduit une relation étrange à l'autre, toute de dépendance et même d'obéissance, comme si au fonctionnement d'ordinaire autonome se substituait un fonctionnement particulier dont l'autre se chargerait sur le mode projectif, en toute complémentarité imaginaire.

Présupposé de tout travail analytique et viol de la coupure épistémologique pour excéder le champ du psychonévrotique, le transfert qui, loin de n'être qu'affects ou bien comportements isolés, concerne en vérité un ensemble structuré, situation inconsciente intériorisée, paraît donc finalement le concept cherché permettant d'étendre l'analysabilité. Pour ne pas se confondre avec la projection qui pourtant fait partie de lui, il permet une définition du corps, de ses symptômes, en termes de fonction transférentielle faite des répétitions possibles selon des points divers de fixation, renvoyant aussi bien à la constitution des fonctions qu'à celles-ci déjà constituées. C'est dire comment penser l'hypocondrie semble en fait indissociable d'un point de vue du sujet comme totalité dite psychosomatique et au sein de laquelle peuvent coexister des points de fixation de différents niveaux, ce qui se passe d'«actuel» ou bien de «névrotique» étant toujours dans une relation à l'autre. Cette totalité, parfois, se donne d'emblée. C'est le cas par exemple ici de Mme V. :

Qu'un symptôme hypocondriaque puisse participer d'un ensemble symptomatique complexe, associant aux traits spécifiques d'un caractère hystéro-phobique[1] une somatisation cancéreuse à rechute non-métastatique, fait assurément éclater le schéma théorique freudien. Eclatement et débordement d'un cadre de référence qui ne permet pas de penser sinon la coexistence, à tout le moins l'alternance, au sein d'un même sujet, de plusieurs somatisations relevant de niveaux différents, soit, conçus dans leur opposition dialectique, les plans du corps réel et du corps imaginaire. Se trouve donc par là même posée la nécessité d'une pensée saisissant en son unité une stratification de symptômes dont la variabilité dans le temps demande à être intégrée à une totalité liée à un fonctionnement.

Pensée d'une totalité que le cas de Mme V. invite à élaborer puisque s'y trouvent assemblées, en un mélange de symptômes se situant à même distance de l'organicité «pure» et de la névrose «pure», trois formations différentes correspondant terme à terme à trois états différents, du point de vue de leur degré mais non pas de leur nature, d'un même processus basal : l'activité projective. Coexistent ainsi chez elle, pour une période donnée et à des niveaux divers, les trois ensembles suivants, prédominant tour à tour :

- un plan hystéro-phobique[2] où la projection à l'œuvre, à la faveur d'un mouvement rendant possible le retour au principe de plaisir, s'accompagne fort typiquement d'une structuration spatiale commandée exclusivement par l'unique relation d'inclusions réciproques. Régression qui opère tant au niveau transférentiel, en actualisant sur l'autre une figure maternelle, qu'au niveau fantasmatique de phobies d'enfermement où s'inverse le rapport du «dehors» et du «dedans», et qui permet de résoudre, de façon très singulière, l'Œdipe en une relation unique où l'autre, actif ou passif, est un double narcissique.

---

[1] Sur le concept d'hystérie formelle et/ou matérielle, voir M. SAMI-ALI. *Penser le somatique. Imaginaire et pathologie*, p. 126. Paris, Dunod, 1987.

[2] *Ibid.*, p. 126.

- un plan hypocondriaque, où l'ébauche d'une projection visant à faire exister, à l'intérieur d'un espace privé de toute profondeur, une impensable distance, surdétermine une douleur qui trahit primitivement l'échec d'une mise à distance au moyen de la projection. Si, comme les changements thermiques qui l'accompagnent, la céphalée indique qu'il s'agit pour Mme V. d'être en permanence souffrante dans l'obéissance stricte à une figure sadique (dépendance), son moment d'apparition signe en effet tout autant la tentative d'une distance sous la forme d'une tension (indépendance). De fait, la «sensation migraineuse» remplit une même fonction, parfaitement repérable : qu'elle vienne comme le point final à l'éprouver d'un plaisir, comme un blocage total à l'énoncé d'un désir ou comme la punition de toute position active, elle brise une altérité dont elle pointe la tentative. Paradoxe d'un symptôme conjuguant des sens opposés : obéir et vouloir vivre.

- un plan somatique «réel», où l'échec de la projection, indissolublement lié à l'émergence d'une différence toujours niée qui soudain, malgré tout, apparaît, faute d'être cette fois encore réduite à l'identité, s'allie chez notre patiente à une sévère régression qui, dans son cas, prend la forme d'une cancérisation. Confrontée à ce qui, pour elle, est proprement l'impensable, c'est-à-dire l'inélaborable, ou encore, l'inintégrable, à savoir être et ne pas être différente de sa sœur (figure de la mère, par ailleurs), sœur à l'endroit de laquelle elle s'autorise un beau jour à exprimer verbalement toute son agressivité, Mme V. semble n'avoir pas d'autre recours possible que la somatisation affectant le corps réel, seul moyen de «négocier» ce qui est conflictuel et vient prendre par surprise son système relationnel. Que la contradiction naisse là où se trouve postulée une implicite logique de l'être qui est celle de l'identité : à défaut d'une acceptation impliquant pour la pensée un changement de structuration qui permette de l'incorporer (psychose), l'unique plan du biologique, et de l'immunologique, paraît pouvoir restaurer une relation à l'autre interrompue un moment par un fiasco projectif dévoilant son étrangeté. S'agissant ici du cancer, l'échappement immunitaire inhibe précisément le rejet des antigènes tumoraux, que les mécanismes en soient propres au site ou bien centraux. Pointage d'une alternative qui revient donc à pourvoir l'activité projective d'une valeur biologique[3].

De la projection à l'œuvre à son non-aboutissement, un continuum se dessine, traversé d'une seule ligne que trace irrésistiblement un mode relationnel permanent d'extrême proximité à l'autre solidaire d'un espace précis où toute distance s'abolit. La différence s'avérant inconcevable pour un sujet dépouillé de toute possibilité d'exister autre que l'autre, ce sont donc aux avatars d'un même fonctionnement de base que correspondent, dans le temps, des changements symptomatiques qui, tous, ont ce point commun de postuler l'être unique. Continuum projectif sur fond duquel se détache comme un fonctionnement moyen, en tout cas le plus constant, un semblant de barycentre, manière de point d'équilibre : les symptômes hypocondriaques, où la tête, lieu de passage entre dedans et dehors, est sans nul doute la partie la plus investie du corps. Migraines et modifications thermiques du crâne et du haut du visage n'ont de cesse en effet de poindre, angoissant beaucoup Mme V., pour qui toute cette région est l'objet d'importantes préoccupations. A quoi il convient d'ajouter, sans évacuer une surdétermination des symptômes toujours possible, que ce qui fait problème dans ce cas, plus que la localisation, est le mal, la douleur qui n'en finit pas, synonyme de dépendance et donc d'absence de distance : l'impossibilité du plaisir en découle, qui serait indépendance et même désobéissance.

Le problème de Mme V., tel qu'il se pose dans la cure, est ainsi tout entier centré sur la quête d'une identité personnelle, qu'a supplantée jusqu'alors l'inflexible volonté de

---

[3] F. VILLEMAIN. *Stress et immunologie*. Paris, P.U.F., 1989.

faire un avec la mère, et que vient à redoubler l'identité sexuelle, lorsque peut s'interpréter le langage sexuel anal (fort/faible) qui absorbe la patiente en l'empêchant d'exister autrement que comme une mère vécue dans la toute-puissance à laquelle, depuis toujours, elle tente de s'identifier. Le questionnement qu'elle apporte sous la forme d'un «qui suis-je ?» vite suivi d'un «quand suis-je moi ?» est de ce point de vue parlant, qui ordonne son existence autour d'une dépendance à l'autre gérant pour elle la dimension temporelle[4]. En un tout autre langage, emprunté à D. Anzieu, Mme V. est tributaire d'une impossible frontière :

> «incertitudes sur les frontières entre le Moi psychique et le Moi corporel, entre le Moi réalité et le Moi idéal, entre ce qui dépend de Soi et ce qui dépend d'autrui, brusques fluctuations de ces frontières, accompagnées de chutes dans la dépression, indifférenciation des zones érogènes, confusion des expériences agréables et douloureuses, indistinction pulsionnelle qui fait ressentir la montée d'une pulsion comme violence et non comme désir, vulnérabilité à la blessure narcissique en raison de la faiblesse ou des failles de l'enveloppe psychique, sensation diffuse de mal-être, sentiment de ne pas habiter sa vie, de voir fonctionner son corps et sa pensée du dehors, d'être le spectateur de quelque chose qui est et qui n'est pas sa propre existence»[5].

Tous états qui demandent à être organisés autour de deux grands axes de coordonnées : vu le double niveau de la problématique, tout autant œdipienne (identité sexuelle) qu'essentiellement duelle (identité personnelle), leur étude conjuguée s'impose. Au modèle diachronique qui fut celui de Freud, nous préférons donc le synchronique, engageant le sujet dans une problématique qui, dans le même temps, intéresse plusieurs plans.

Agée de 56 ans qu'elle «avoue» bien difficilement, Mme V. est propriétaire d'un important bar-tabac. Affaire de type familial où elle a longtemps travaillé, avec son mari et

---

[4] M. SAMI-ALI. Le Corps, *l'Espace et le Temps*, pp. 69-104. Paris, Dunod, 1990.

[5] D. ANZIEU. *Le Moi-peau*. Paris, Dunod, 1985.

deux de ses fils aussi, auxquels, avec bien du mal, elle passe peu à peu le relais, depuis qu'un cancer du sein l'a durablement fatiguée. Dans sa décision d'entreprendre une psychothérapie, la plainte somatique domine, concernant des céphalalgies rebelles à tout antalgique et compagnes de toute sa vie. Sans rythmicité repérable ni facteur déclenchant notable, elles sont là comme un fond constant, semblant chargées de constituer l'unité, sinon la continuité de son existence. Sur cet arrière-plan se détachent des paroxysmes, accès migraineux violents. La douleur s'accroissant, la vue se brouille, et c'est le renoncement à toute activité mettant au premier chef en jeu le «regarder» : la lecture par exemple se révèle empêchée. Le tout premier accès est parfois évoqué comme remontant peut-être, lorsqu'elle avait huit ans, à une correction infligée par sa mère pour la punir de fleurs volées dans le cimetière. Mme V. se souvient de la douleur soudaine qui s'est emparée d'elle «comme un coup de fusil», lui traversant la tête et la clouant au lit. Pour elle, l'interdiction de pouvoir rétorquer, l'impossibilité d'exprimer l'éprouver, toutes grandes lignes de force de son éducation, sont les explications de cette céphalée à laquelle elle assigne le sens d'une rétention en même temps que celui d'une rumination. «Se taire et endurer n'empêchent pas de penser», mais la prise de distance est désobéissance, que la crise douloureuse paraît venir châtier.

A ces maux de tête s'ajoute aujourd'hui une dépression qui consume sa vie. Autre dimension mise en évidence lorsqu'à l'occasion d'une consultation dont la douleur est l'axe principal et dont le cadre est, d'abord, médical, nous la rencontrons pour la première fois, avec un médecin qu'elle a déjà vu, auquel elle vient dire qu'elle n'en peut plus[6].

[6] Cette patiente a été initialement vue dans le cadre de la Consultation de la Douleur que nous assurons avec le Docteur Christian Pozzo di Borgo, chef du service d'Anesthésie-Réanimation à l'Institut Jean-Godinot (Reims).

En pleurs, Mme V. narre ses difficultés, paroles chaotiques et enchevêtrées où revient le mot «inutilité».

- Inutilité des médicaments, dont l'action ne dure jamais qu'un moment, entraînant ainsi une surenchère où la quantité n'a aucun rapport avec le confort qui lui est procuré. Au reste, Mme V., en plein désespoir, confesse son projet de tout balancer.

- Inutilité de son horizon, dont la perspective d'une retraite prochaine rendue «nécessaire», plus que par son âge, par une volonté de «faire ses papiers» qui ne la quitte pas depuis «ce qu'on sait», constitue sans doute le plus gros nuage. Mme V. se retrouve coincée dans un processus qu'elle a initié : désireuse de faire une donation-partage que lui recommande tout son entourage et qui lui permet de se retirer, elle ne peut songer s'arrêter de «faire», confrontée qu'elle est à imaginer des journées semblables par leur vacuité. Cette ambivalence l'amène à nier ce qu'un instant avant elle a exprimé : sa moindre résistance, sa fatigabilité. S'il s'avère que «faire», pour elle c'est exister, à quoi bon survivre s'il faut s'arrêter ?

- Inutilité de son existence, dont elle se demande quel en est le sens à l'heure d'un bilan plus que négatif exacerbé par son fond dépressif et qui la renvoie au difficile deuil d'une image grandiose, idéale, d'elle-même. Car ce que remet vraiment en question la nécessité d'une adaptation liée au cancer et à ses séquelles, c'est pour Mme V. l'organisation dont paraît relever son mode relationnel. Le fait de cesser son activité menace d'un danger réel ce qui est, pour elle, d'ordre existentiel : l'identification vitale et constante à une figure vécue comme toute-puissante, figure maternelle dont les exigences sont interdictrices de toute différence. Mme V. doit travailler, faute de quoi elle perd son identité. Par où se révèle tout le paradoxe d'être en n'étant pas différent de l'autre, de se supprimer afin d'exister, bref d'être un sujet par le mouvement même où s'anéantit la subjectivité.

Que la dépression signifie ici un travail de deuil presque inentamable, résistance extrême à un processus de dégagement par rapport au semblable -auquel nous pensons que convient la désignation de désidentification- la phase initiale du traitement le montre. Plus que les migraines, c'est elle qui occupe d'emblée le devant d'une scène très obnubilée. Pour Mme V. , un virage est à négocier, qui met en péril une identité dont l'illusion tient à la non-distance, révélée entre autres par les céphalées. Si la perspective de la différence entraîne, à ce titre, une dépression, c'est donc que l'enjeu en est d'importance, que nous situons sans ambiguïté du côté d'un trouble de l'identité : risque de dépersonnalisation (comment être à la fois l'autre, et l'autre de l'autre) et risque d'annihilation (ne rien être si on n'est pas l'autre) se succèdent ainsi au cours de la cure, en un balancement faisant alterner «la totalité ou bien le néant», au plan œdipien comme au plan duel.

Pour serrer de près dans leur émergence et aussi dans leur mouvance les différents plans d'une problématique dont la toute première caractéristique est une variabilité symptomatique où sont prévalentes les formes somatiques, nous avons choisi, exceptionnellement, de noter tel quel ou en résumé, pendant deux séances ce qui s'énonçait. Une distance d'à peu près six mois nous sépare des premières séances, en face à face, tout entières consacrées à la plainte somatique et à une description factuelle et actuelle, sans que soit évoquée une quelconque histoire.

C'est à partir d'un rêve où se reflète le sens précis de l'évolution transférentielle que Mme V. se résout finalement à parler d'elle-même. «J'ai fait un drôle de rêve la nuit dernière, et vous y étiez. J'étais dans une espèce de coma sur le trottoir dans la rue. Une pensée m'obsédait, qui revenait sans arrêt : «Personne ne viendra me ramasser». Ma mère était là, indifférente. Toute ma famille était là, indifférente. Je les voyais me regarder souffrir, sans réaction. Mon mari était en train de peindre, comme d'habitude. Une voisine, dont je ne voyais pas le visage, m'a prise sous les bras et m'a traînée dans une maison, ou plutôt non, c'était un garage. C'était affreux cet état de malaise, par terre, sans connaissance. Je ne pouvais pas bouger et je me disais : «Je ne suis toujours rien. Personne ne s'intéresse à moi.» Et puis je vous ai reconnue : la voisine, c'était vous.» Et, faisant sienne une interprétation précédemment donnée où les céphalées avaient le sens «d'être comme» la mère, de me rapporter la réflexion qu'elle s'est faite au réveil selon laquelle le salut venait donc pour elle de l'étranger (moi)[7] et non du familier (ses proches).

De ce rêve riche en renseignements transférentiels, retenons les deux points concernant directement notre propos :

- D'une part, la figuration de la disposition analytique divan-fauteuil où la position allongée, mettant hors jeu la motricité («une espèce de coma», «je ne pouvais pas bouger») en même temps que le visuel («une voisine dont je ne voyais pas le visage») et invitant à privilégier le verbal et l'auditif, est la préfiguration de la situation à venir, présentée comme horizon de dicibilité : elle peut être interprétée comme demande d'analyse sous forme d'un rapprocher permettant à l'investigation de commencer. La distance que Mme V. créait en ne se livrant pas n'est en fin de compte qu'une défense contre un transfert positif en voie de formation. En témoigne, si besoin est, le rôle de la voisine qu'elle me fait tenir : de moi seule dépend son salut, être arrachée à une mort représentée sous les traits d'une dénarcissisation («Je ne suis toujours rien. Personne ne s'intéresse à moi.»).

- D'autre part, on peut noter que la thématique du visage[8], portée par un processus transférentiel typique tendant à se déplacer du désinvestissement des visages familiers (le

---

[7] L'emploi du pluriel «de modestie» ne peut qu'être abandonné ici...

[8] M. SAMI-ALI. *Corps réel, corps imaginaire*, pp. 117-150. Paris, Dunod, 1977.

visage de la mère auquel toute la famille est ramenée) à l'investissement final d'un visage étranger reconnu (ce qui suppose qu'il soit d'abord connu et donc perçu comme différent), pose la demande d'analyse comme quête d'une identité. Problématique essentielle qui est celle de Mme V. : la rupture dans la réciprocité des échanges avec le familier («Je les voyais me regarder souffrir, sans réaction»), n'entretenant plus l'illusion constitutive d'une première identité (avoir le visage de la mère), la perte que signe le coma est celle de l'identité de soi en tant que visage. Perte symbolisée ici par le double narcissique que représente la voisine dont le visage non-perçu, non visible du point de vue de l'autre, est risque d'annihilation : énigme du sujet sans visage et promesse du visage.

Rêve-programme, par conséquent, que ce rêve inaugural pouvant se lire sur le plan temporel ou bien spatial, deux aspects complémentaires que réunit le transfert. L'activité onirique préfigure ainsi le changement survenu dans ce dernier. Une seconde séance consignée environ trois mois après le confirme exemplairement, qui au plan transférentiel répète avec l'analyste une relation à l'autre comme surmoi corporel : Evocation par Mme V. de sa dépression, de ses problèmes, de la perspective de sa retraite prochaine qui, pour la première fois, occupent l'avant-scène, reléguant au second plan ses migraines dont elle ne parlera qu'à peine en fin de séance. Cela la rend méchante, agressive : témoin, l'accrochage avec son mari ce matin. Dit prendre tout de travers et se sentir rejetée. Elle qui, maîtresse femme, a toujours beaucoup donné, a porté les autres dans bien des occasions, est déçue de n'être portée par personne maintenant qu'elle en a besoin. Son activité l'a souvent amenée à accueillir des paumés, des gens pleins de problèmes, et voilà que, «comme une mémé», ses fils l'envoient à présent faire la quatrième à une partie de cartes. Se sent inutile... Jusqu'à ses enfants qui ne la comprennent pas... Elle se sent rejetée... Les deux cadets qui travaillent avec elle lui ont même dit de ne venir au Balmoral (nom de son bar-tabac) que si elle en avait envie, de s'occuper d'elle plutôt. S'occuper d'elle ! Mme V. ne l'a jamais fait, n'en a jamais éprouvé le besoin. Aujourd'hui, elle attendait un accueil chaleureux chez un autre de ses fils : il n'était même pas là ! «Je n'aurais pas dû y aller, ça m'aurait évité une déception.»

Parle de problèmes relationnels importants avec son mari, mais ce n'est pas nouveau. Difficulté à dire ce qui occupe son esprit : une tension et une sorte de lassitude. «C'est un homme du passé», et par là il faut entendre «qui reste fixé aux histoires passées». S'est mariée avec cet homme quand elle avait 17 ans, lui 26 : «J'étais beaucoup trop jeune». Ce mariage est décrit comme un mariage de raison, «sans amour et sans passion». Quant à l'acte sexuel, Mme V. insiste sur la répugnance qu'il lui a toujours inspirée... Pense à la sexualité... Bien entendu, elle n'a jamais rien refusé à son mari mais lui a toujours tu son indifférence. «Le plaisir, connais pas». Quelque temps après leur mariage, de retour de déportation, M. V. est parti quatre ans exercer en Belgique son premier métier, celui de carrossier. Mme V. est restée en France, occupée à monter une affaire de blanchisserie avec une de ses sœurs : c'est elle qui a choisi de ne pas accompagner son mari. Pendant l'absence de celui-ci, elle a eu des «aventures sans lendemain». Se demande ce que je vais penser d'elle... S'attend à être sermonnée, giflée même... Oscille entre une tentative de justification : «c'est humain», et une culpabilisation importante : c'était une tromperie... un pêché... elle n'aurait pas dû... «Et puis, je suis croyante» répète-t-elle avec insistance, usant de la religion comme modèle de conformité en même temps que comme interdiction de tout plaisir. Se demande d'ailleurs si elle ne s'interdit pas «de l'intérieur» tout plaisir en recourant à la caution «extérieure» de la religion.

Pense au retour de Belgique de son mari jaloux... Ce sujet, elle veut l'éviter... Cette image, surtout... Une force la contraint à ne pas en parler... et à chasser la vision qui s'impose... La chambre à coucher... Un arrêt... Ses pensées la ramènent, comme si c'était hier, à la scène tant de fois répétée : elle voit son mari, obsédé par l'idée de ce qui a pu se passer durant son absence, la réveiller en pleine nuit pour la questionner en lui serrant le cou... Impression de sentir ses mains la stranguler... Elle a peur... Le passé se confond avec le présent et le souvenir acquiert une matérialité presque sensorielle. C'est cette présence oppressante, trop forte, que Mme V. est incapable de soutenir. Oppression ressentie chaque fois que, ressortant régulièrement cette vieille histoire, son mari l'interroge pour obtenir l'aveu... Pense aux corrections que, dans son enfance, sa mère lui administrait... De nouveau, l'image de la chambre à coucher... Mme V. s'efforce de ne pas penser à cette scène et tente de se détourner de cette représentation insoutenable. Son esprit est confus... (Une céphalée vient de se déclencher). La douleur va dans le sens de l'évitement de la situation. Ne peut plus parler, ne pense à rien. «Qu'est-ce que vous allez penser de moi ? Je ne suis bonne à rien». Ce dont elle est sûre, c'est que son mari l'aime. La preuve, il est jaloux. Certes, elle a bien envisagé à l'époque une séparation tellement il la terrorisait, mais, selon le mot de sa mère, «dans la famille, on ne divorce pas». Enceinte très rapidement de son premier enfant, elle a quitté le domicile conjugal peu de temps après la naissance de celui-ci pour le réintégrer quelques semaines plus tard car, toujours selon le mot de sa mère, «cet enfant avait besoin d'un père» (Toujours, la céphalée).

Sa vie lui paraît gâchée : pas de passion, pas de vraie vie intime, mais la raison, le devoir, le travail. Images qui remontent du passé : sa mère qui travaillait dur, qu'elle n'a jamais vue inactive et qui lui a donné le sens de la famille... Songe à une réussite possible de sa propre existence comme mère... Elle a eu quatre fils, qui lui ont donné douze petits-enfants... Repousse aussitôt cette idée... Elle doute... Ses fils ont tous fait leur chemin : l'aîné est ingénieur, le second expert en automobile, les deux derniers travaillent au bar-tabac, mais aucun ne la comprend. Tout cela n'a mené à rien... Mme V. émet l'hypothèse qu'ils n'ont pas perçu le changement interne de leur mère, prisonniers qu'ils sont de leur besoin d'avoir d'elle l'image d'une femme forte. Il y a là quelque chose que partage son mari. Pire : il croit que c'est du cinéma ! Au reste, c'est toujours elle qui a «porté la culotte» en affaires : banque, papiers, démarches commerciales, etc... Son mari aurait été incapable de prendre tout cela en mains, et il en est d'ailleurs complexé. Il a besoin d'elle, ne serait rien sans elle, peut-être un clochard... N'est-ce pas elle encore qui est à l'origine de leur état de fortune, pour avoir décidé de leur changement de métier un beau matin ? Au diable la blanchisserie et la carrosserie ! Le calcul s'est révélé bon, quand bien même l'endettement initial mena M. V. à la dépression... Mme V. l'a soutenu de toutes ses forces. Pourtant, comme elle aurait aimé avoir pour mari un homme fort et solide sur lequel s'appuyer ! Rêvasse. (A mal à la tête). Tout cela la tire vers la passivité, mais voulant dépasser cet état, elle s'interdit d'être silencieuse, dans une position passive à mon égard.

Revient à ce qu'elle a déjà dit en début de séance : la peur de la retraite... Ne rien faire, s'ennuyer : ce n'est pas possible... Il faut qu'elle fasse... qu'elle soit active... Le travail, elle connaît ! Associe sur son enfance, dominée par la figure d'une mère très dure qui l'a mise au travail à l'âge de 13 ans. La famille comptait deux sœurs aînées et deux demi-frères jumeaux, plus jeunes, nés d'un second mariage de la mère. Le père de Mme V. est décédé quand elle avait deux ans, d'une chute. Elle ne s'en souvient pas... Se souvient par contre de son goût prononcé pour les études qu'elle aurait aimé continuer en dépit de l'opposition maternelle mais avec les encouragements d'une institutrice qui la comprenait et l'a beaucoup aidée... Malgré la possibilité de bourses qui auraient résolu le problème financier, sa mère n'a pas cédé :

«Le travail à l'usine, ça rapporte de l'argent, et tout de suite !» A 13 ans, Mme V. s'est donc retrouvée à la verrerie, mettant son point d'honneur à fournir le plus gros rendement possible afin d'être rémunérée davantage et de rapporter plus d'argent à sa mère (jusqu'à 42 sous par jour, au lieu des 24 sous prévus). Faire... et que ça rapporte... Faire, comme sa mère lui faisait faire, sans qu'elle en ait envie... «Faire, oui, mais pas pour moi». Ce souvenir éveille l'image de la menue monnaie qui lui était laissée pour son coiffeur, son maquillage, ses bas... Sa mère lui apparaît, en contre-point, en femme qui avait «tout» alors qu'elle n'avait «rien»... Elle se sentait faible, petite, en sa présence... C'était pour elle l'autorité incarnée... Elle la voit, comme si elle était là, donnant des ordres, embauchant chacun de ses enfants à des tâches spécifiques qu'elle répartit entre eux... Lessive, vaisselle, papier peint à poser... L'admiration culmine : «Elle construisait elle-même des murs !» (Reste sans voix, à se tenir la tête entre les mains). «N'être rien»... Cette sensation touche à la relation que Mme V. a avec moi : la même image de ma supériorité et par conséquent de son infériorité envahit tout...

M'envie... Envie diffuse aussi pour cette mère «à la fois masculine et féminine. Elle était les deux parents à la fois»... Le sentiment d'infériorité ou le besoin d'attribution d'une supériorité à l'autre recouvre donc le vœu d'être homme et femme à la fois, illusion d'une possible toute-puissance procédant de la négation de la différence des sexes, de la différence entre père et mère. Son père... Elle ne sait pas grand-chose de lui... Il était sculpteur sur pierre et, en bon artiste, n'a rien laissé à sa femme et à ses enfants... Le passé ramène au présent : Mme V. est tracassée par la donation-partage qu'elle voudrait effectuer en faveur de ses enfants, mais qui les oppose en deux clans bien séparés. Ne pas être comme son père... mais comme sa mère... Rôle de l'argent dans les dissensions familiales... Ne comprend pas le désaccord des aînés : la somme proposée lui semble équitable comme compensation aux biens des cadets. Il y a un lien entre cette affaire et sa propre histoire : la différence de traitement entre elle et ses deux sœurs qu'elle enviait, jalousait... Sa mère les préférait... Elle, avait droit aux coups, aux raclées carabinées... Ne veut plus y penser. Se demande ce qu'elle peut bien avoir dans la tête pour avoir mal comme cela. Peur de perdre la tête. «Avoue» avoir exprès commis quelques larcins pour attirer sur elle les foudres maternelles... Considère que c'était mal au regard de la religion... Est allée se confesser... Se sent toujours en faute... Se demande pourquoi elle pense soudain au remariage de sa mère, «par raison», pour assurer la sécurité matérielle de la famille. Par raison...

Moi. - Par raison ?

Elle. - Oui, comme je l'ai fait moi, comme si ma vie devait reproduire celle de ma mère.

Moi. - Devait ?

Mme V. se tait puis, parlant lentement, d'une voix basse, entrecoupée de silences traduisant un changement de plan dans le discours associatif, dit sa sidération, fournissant elle-même l'interprétation : elle vit depuis toujours comme si elle avait intériorisé les ordres de sa mère, continue de s'y conformer comme si elle était encore là. Orgueil de sa part ? Amour plutôt, désir d'être comme elle. Associe sur les analogies entre le couple parental et le sien. S'étonne de découvrir tout ce qui va dans ce sens : faire, rapporter de l'argent, image de femme forte. Le deuil à faire de l'image idéale d'elle-même est donc avant tout celui d'une relation à la mère.

Mais il y a autre chose... Pense à ses deux cancers du sein... Impression que ces événements qui datent de trois ans se perdent dans la nuit des temps... Sensation que tout a glissé sur elle... Rien d'important, rien de traumatisant... Critique de l'attitude des médias face au cancer... Tout s'est passé très vite.. Se souvient de la chronologie de sa double maladie... Sa première tumeur, au sein droit, a été opérée en privé, sans curage des ganglions axillaires. Erreur. Il s'est révélé nécessaire de le pratiquer peu après. Souvenir des séances de radiothérapie... Découverte, l'année suivante d'une tumeur au sein gauche, beaucoup plus petite. Nouvelle intervention. Envie de dire que tout cela ne lui a rien fait... Pour sa vie sexuelle, elle a demandé à son mari de ne pas toucher cette région, par pudeur, mais aussi en raison des séquelles douloureuses. Trois ans déjà ! Evoque la représentation d'un dédoublement qui l'a aidée à supporter les rayons. Se disait : «C'est mon corps qui est ici, moi je suis ailleurs»... Sa mère, d'ailleurs...

Moi. - Quel est le rapport entre le cancer et votre mère ?

Vient de se rappeler que sa mère est morte d'un cancer de l'utérus... Importantes hémorragies qu'à plus de quatre-vingts ans elle avait refusé de faire voir au médecin en les appelant «un retour de règles»... Admiration pour cette mère aguerrie qui refusait de se faire soigner... A travaillé jusqu'à soixante-dix ans avant de se consacrer, grand-mère idéale, à ses petits-enfants. Les enfants de Mme V. en ont gardé une très bonne image... Se rend compte qu'elle a de sa mère une image différente d'eux... Ah oui ! Les migraines ! «C'est du côté maternel». La grand-mère et la mère de Mme V. en ont eu toute leur vie... Sa mère lui avait même prédit une accalmie autour de la ménopause... Ce qui n'a pas manqué d'arriver : deux ans de tranquillité... Sinon, elle croit en avoir eu depuis toujours, avec des accès violents au moment de ses règles, en général fort douloureuses, et, adolescente, lorsqu'elle se sentait énervée, souvent en rapport avec des conflits à la mère non exprimés... Des effets de la parole de la lignée maternelle sur le corps...

Me demande, avant de partir, s'il faut qu'elle aille ou non au Balmoral aujourd'hui.

Moi. - Pourquoi, s'il faut ?

Elle. - C'est toujours la même chose ! Je ne sais plus ce qu'il faut faire... Avant, c'était clair...

Moi. - Avant ? Avant quoi ?

Elle. - Avant ma maladie. Quand je pouvais tout faire.

Pleure et a bien du mal à partir. «Partir est toujours difficile, mais comme le répétait ma mère, tout a une fin.»

Sans doute cette séance peut-elle être subsumée sous le concept central de surmoi corporel. Fil directeur majeur présent sur plusieurs plans qui montrent une organisation caractérielle, laquelle oscille en fait à travers le temps entre cancer et psychose comme des équivalents, il désigne en effet un mode relationnel où le sujet, pour n'être pas un terme distinct, fait corps en permanence avec des exigences qui le violentent, certes, mais lui donnent l'existence. Qu'elles aient successivement le visage de la mère, celui de la morale ou de la religion, qu'elles sollicitent le mien même au sein du transfert ne fait que répéter une première projection. Cette proximité vient-elle à disparaître, perte de soi par la perte de l'objet qui est soi, la projection recrée au plan imaginaire un autre venant combler le vide comme autrefois. Ainsi l'hypocondrie n'est-elle qu'un déploiement d'une variabilité symptomatique plus vaste, processus global et psychosomatique où le «psychique» alterne avec le «somatique», dont la continuité en dernière analyse dit un seul fonctionnement face à un seul objet.

POUR FINIR

La pensée, et celle de Freud tout au long de sa vie et de son travail le montre avec éclat, est une distance, un point d'équilibre autour du trou, un écart maintenu entre ce qui comble et ce qui creuse, noces renouvelées avec l'inconnu, désir fantastique de ce que l'on ne peut recouvrer. Citons Montaigne :

> «Laissons à notre pensée tailler et coudre à son plaisir, elle ne pourra pas seulement désirer ce qui lui est propre et s'en satisfaire»[9].

Distance, écart, marque et limite. La pensée a pouvoir de peau. Que l'élaboration de ce travail ait participé de la défense et constitution de la nôtre ne fait aucun doute.

> «Ne m'arrachez pas ce symptôme auquel je tiens plus qu'à ma vie, ne me prenez pas cette pensée par laquelle je me suis constitué une identité -fragile, criblée de dettes- mais une identité»[10].

Pensée propre, symptôme essentiel...

---

9 MONTAIGNE. *Les Essais*, livre II ch. XII.

10 M. SCHNEIDER. «A quoi penses-tu ?», *Nouvelle Revue de Psychanalyse*. Paris, 25, 1982.

REFERENCES BIBLIOGRAPHIQUES[1]

ABRAHAM (Karl). - «Développement de la libido» *in Œuvres complètes*, tome II (Paris, Petite bibliothèque Payot, 1966).

ABRAHAM (Nicolas) TOROK (Maria). - *L'écorce et le noyau* (Paris, La philosophie en effet, Aubier-Flammarion, 1978).

ALEXANDER (Franz). - *La médecine psychosomatique*, trad. franç. S. Horinson, E. Stern (Paris, Payot, 1967).

ANZIEU (Didier). - *Le Moi-peau* (Paris, Dunod, 1985).

AULAGNIER (Piera). - *Les destins du plaisir* (Paris, P.U.F., 1979).

BACHELARD (Gaston). - *L'eau et les rêves* (Paris, Corti, 1947).

BAILLY (Anatole). - *Dictionnaire grec-français* (Paris, Hachette, 1950).

BALINT (Michael). - *Le défaut fondamental* (Paris, Petite bibliothèque Payot, 1977).

BAUMEYER (F.). - «Le cas Schreber» *in Le cas Schreber*. Paris, P.U.F., 1979.

CALLIGARIS (Contardo). - «Que veut l'hypocondriaque ?», *Ornicar ?* (Paris, 1978, n°14, pp. 53-63).

[1] *Cette liste est une énumération exhaustive des documents cités dans le corps du texte.*

CELERIER (Marie-Claire). - «De la causalité psychosomatique» *in Topique* (Paris, Epi, déc. 1978, n°22, pp. 111-133).

CLAVREUL (Jean). - *L'ordre médical* (Paris, Seuil, 1978).

CODET (H.). - «Les deux hypocondries» *in Mélanges* offerts à P. Janet (Paris, D'Artrey, 1939).

COTARD (J.). - *Etude sur les maladies cérébrales et mentales* (Paris, Baillière, 1891).

COTTRAUX (J.). - «L'hypocondriaque et le médecin imaginaire ou le corps médical face au corps malade» *in Psychothérapies médicales.* Tome II (Paris, Masson, 1976).

DELAHOUSSE (J.) HITTER-SPINELLI (B.). - «Discours hypocondriaque et discours médical», *Revue de Médecine Psychosomatique* (Paris, 22 n°1, 1980).

DERZELLE (Martine) GOROT (Jacques). - «L'investigation psychosomatique en gastroentérologie. Technique et intérêt» *in Précis de gastroentérologie,* sous la direction du Professeur M. Mignon (Paris, Ellipses, 1991) (sous presse).

DURANDEAUX (Jacques). - *Poétique analytique* (Paris, Seuil, 1982).

EY (Henri). - «Etude n°17 : l'hypocondrie» *in Etudes psychiatriques.* Tome II (Paris, Desclée de Brouwer, 1950).

FEDIDA (Pierre). - «L'anatomie dans la psychanalyse», *Nouvelle Revue de Psychanalyse* (Paris, 3, 1971).

FEDIDA (Pierre). - «Une plainte restée en souffrance», *Psychologie Médicale* (Paris, 7, 4, 1975).

FEDIDA (Pierre). - «L'hypocondrie du rêve» *in Corps du vide et espace de séance* (Paris, Corps et culture, Jean-Pierre Delarge, 1977, pp. 51-65).

FEDIDA (Pierre). - «A propos du somatique» *in Corps du vide et espace de séance* (Paris, Corps et culture, Jean-Pierre Delarge, 1977, pp. 67-84).

FEDIDA (Pierre). - «La théorie somatique dans la psychanalyse», *Psychanalyse à l'Université* (Paris, Réplique, 1978, tome 3 n°12, pp. 621-647).

FEDIDA (Pierre). - *L'absence* (Paris, Gallimard, 1978).

FENICHEL (Otto). - *La théorie psychanalytique des névroses* (1945), trad. M. Schlumberger, C. Pidoux, M. Cahen, M. Fain (Paris, P.U.F., 1974).

FERENCZI (Sandor). - «Psychanalyse d'un cas d'hypocondrie hystérique» (1919) *in Œuvres complètes*. Tome III, trad. franç. J. Dupont et coll. (Paris, Payot, 1968).

FERENCZI (Sandor). - *Journal clinique* (Paris, Payot, 1985).

FERENCZI (Sandor). - «La psychanalyse des troubles mentaux de la paralysie générale» (1922) *in Œuvres complètes*. Tome III, trad. franç. J. Dupont et coll. (Paris, Payot, 1968).

FEYERABEND (Paul). - *Contre la méthode* (Paris, Seuil, 1979).

FORD (C.V.). - *The Somatizing Disorders* (New York, Elsevier Biomedical, 1983).

FOUCAULT (Michel). - *Les mots et les choses* (Paris, Gallimard, 1966).

FREUD (Anna). - «Le rôle de la maladie somatique dans la vie psychologique des enfants», *Revue Française de Psychanalyse* (Paris, 21 n°5, 1957).

FREUD (Sigmund). - *La naissance de la psychanalyse, Lettres à Wilhelm Fliess, Notes et plans* (1887-1902), trad. franç. A. Berman (Paris, P.U.F., 1956).

FREUD (Sigmund) BREUER (Joseph). - «Mademoiselle Elisabeth v. R...» (1895) in *Etudes sur l'hystérie*, trad. franç. A. Berman (Paris, P.U.F., 1967).

FREUD (Sigmund). - «Qu'il est justifié de séparer de la neurasthénie un certain complexe symptomatique sous le nom de «névrose d'angoisse» (1895) *in Névrose, psychose et perversion*, trad. franç. J. Laplanche (Paris, P.U.F., 1973).

FREUD (Sigmund). - «La méthode psychanalytique de Freud» (1904) *in La technique psychanalytique*, trad. franç. A. Berman (Paris, P.U.F., 1953).

FREUD (Sigmund). «Remarques psychanalytiques sur l'autobiographie d'un cas de paranoïa : le Président Schreber» (1911) *in Cinq psychanalyses*, trad. franç. M. Bonaparte et R. Loewenstein (Paris, P.U.F., 1954).

FREUD (Sigmund). - «Les théories sexuelles infantiles» (1908) *in La vie sexuelle*, trad. franç. D. Berger et J. Laplanche (Paris, P.U.F., 1969).

FREUD (Sigmund). - «Pour introduire le narcissisme» (1914) *in La vie sexuelle*, trad. franç. D. Berger et J. Laplanche (Paris, P.U.F., 1969).

FREUD (Sigmund). - «L'inconscient» (1915) *in Métapsychologie*, trad. franç. J. Laplanche et J.B. Pontalis (Paris, Gallimard, 1968).

FREUD (Sigmund). - *Introduction à la psychanalyse* (1916), trad. franç. S. Jankélévitch (Paris, Petite bibliothèque Payot, 1973).

FREUD (Sigmund). - «Complément métapsychologique à la théorie du rêve» (1917) pp. 125-146 *in Métapsychologie*, trad. franç. J. Laplanche et J.B. Pontalis (Paris, Gallimard, 1968).

FREUD (Sigmund). - «Deuil et mélancolie» (1917) *in Métapsychologie*, trad. franç. J. Laplanche et J.B. Pontalis (Paris, Idées Gallimard, 1968).

FREUD (Sigmund). - «L'inquiétante étrangeté» (1919) *in Essais de psychanalyse appliquée*, trad. franç. M. Bonaparte et E. Marty (Paris, Idées Gallimard, 1973).

FREUD (Sigmund). - «Psychologie collective et analyse du Moi» (1921) *in Essais de psychanalyse*, trad. S. Jankélévitch, rééd. et revus par A. Hesnard (Paris, Petite bibliothèque Payot, 1970).

FREUD (Sigmund). - «Le problème économique du masochisme» (1924) *in Névrose, psychose et perversion*, trad. franç. J. Laplanche (Paris, P.U.F., 1973).

FREUD (Sigmund). - *Sigmund Freud présenté par lui-même* (1925), trad. franç. F. Cambon (Paris, Gallimard, 1984).

FREUD (Sigmund). - «Analyse terminée et analyse interminable» (1937), trad. franç. A. Berman, *Revue Française de Psychanalyse* (Paris, 11 n°1, 1939).

FREUD (Sigmund). - *Abrégé de psychanalyse* (1938), trad. franç. A. Berman (Paris, P.U.F., 1967).

FREUD (Sigmund). - *L'homme Moïse et la religion monothéiste* (1939), trad. franç. C. Heim (Paris, Gallimard, 1986).

GREENFIELD (N.) ROESSLER (R.). - «Hypocondria : a new conception of the problem», *Journal of Mental Disease* (126 n°5, May 1958).

IGOIN (Laurence). - *La boulimie et son infortune* (Paris, P.U.F., 1979).

JONES (Ernest). - *Sigmund Freud* II (London, Hogarth Press, 1955).

KENYON (F.E.). - «Hypochondriasis : a survey of some historical clinical and social aspects», *International Journal of Psychiatry* (2, 3, 1966).

KENYON (F.E.). - «Hypochondriacal states», *British Journal of Psychiatry* (129, 1976).

KLEIN (Mélanie). - *Essais de psychanalyse* (1921-1945), trad. franç. M. Derrida (Paris, Payot, 1968).

KLEIN (Mélanie). - «Contribution à l'étude de la psychogenèse des états maniaco-dépressifs» (1934) *in Essais de psychanalyse* (1921-1945), trad. franç. M. Derrida (Paris, Payot, 1968).

KLEIN (Mélanie). - «Le deuil et ses rapports avec les états maniaco-dépressifs» (1940) *in Essais de psychanalyse* (1921-1945), trad. franç. M. Derrida (Paris, Payot, 1968).

LACAN (Jacques). - *De la psychose paranoïaque dans ses rapports avec la personnalité* (Paris, Le François, 1932).

LAPLANCHE (Jean) PONTALIS (Jean-Bertrand). - *Vocabulaire de la psychanalyse* (Paris, P.U.F., 1967).

LEBOVICI (Serge). - «Indications et contre-indications de la psychanalyse freudienne» *in Encyclopédie Médico-Chirurgicale*, Psychiatrie, III, 37 811 A 10, 5 et 7.

MC DOUGALL (Joyce). - *Plaidoyer pour une certaine anormalité* (Paris, Gallimard, 1978).

MC DOUGALL (Joyce). *Théatres du Je* (Paris, Gallimard, 1982).

MAGNAN et SERIEUX. - *Le délire chronique à évolution systématique* (Paris, Masson, s.d.).

MARTY (Pierre). - *L'ordre psychosomatique* (Paris, Payot, 1980).

MAUREL (Henri). - «Actualité de l'hypocondrie», pp. 7-124 *in Rapport de psychiatrie au 73ème congrès de psychiatrie et neurologie de langue française* (Paris, Masson, 1973).

NUNBERG (Herman). - *Principes de psychanalyse* (Paris, P.U.F., 1957).

PERRIER (François). - «Psychanalyse de l'hypocondriaque» (1959) *in La chaussée d'Antin. Antienne* (Paris, 10/18, 1978).

PONTALIS (Jean-Bertrand). - *Entre le rêve et la douleur* (Paris, Gallimard, 1977).

ROSOLATO (Guy). - *La relation d'inconnu* (Paris, Gallimard, 1978).

ROUSTANG (François). - *Un destin si funeste* (Paris, Editions de Minuit, 1976).

ROUSTANG (François). - *Influence* (Paris, Editions de Minuit, 1990).

SAMI-ALI (Mahmoud). - *De la projection. Une étude psychanalytique* (Paris, Petite bibliothèque Payot, 1970).

SAMI-ALI (Mahmoud). - *L'espace imaginaire* (Paris, Gallimard, 1974).

SAMI-ALI (Mahmoud). - *Corps réel, corps imaginaire* (Paris, Dunod, 1977).

SAMI-ALI (Mahmoud). - *Le banal* (Paris, Gallimard, 1980).

SAMI-ALI (Mahmoud). - «Penser le somatique», *Nouvelle Revue de Psychanalyse* (Paris, 25, 1982).

SAMI-ALI (Mahmoud). - *Le visuel et le tactile. Essai sur la psychose et l'allergie* (Paris, Dunod, 1984).

SAMI-ALI (Mahmoud). - *Penser le somatique. Imaginaire et pathologie.* (Paris, Dunod, 1987).

SAMI-ALI (Mahmoud). - *Le corps, l'Espace et le Temps* (Paris, Dunod, 1990).

SAPIR (Michel). - *Soignant-soigné : le corps à corps* (Paris, Payot, 1980).

SCHILDER (Paul). - *L'image du corps* (1935), trad. franç. F. Gantheret, P. Truffert (Paris, Gallimard, 1968).

SCHNEIDER (Michel). - «A quoi penses-tu ?», *Nouvelle Revue de Psychanalyse* (Paris, 25, 1982).

SCHREBER (Daniel-Paul). - *Mémoires d'un névropathe* (Paris, Le Seuil, 1975).

SPERLING (Melita). - *Psychosomatic Disorders in Children* (New York, Jason Aronson, 1978).

SPITZ (René). - *De la naissance à la parole.* La première année de la vie. (Paris, P.U.F., 1968).

TAUSK (Victor). - «De la genèse de «l'appareil à influencer» au cours de la schizophrénie» (1919) *in Œuvres psychanalytiques* (Paris, Payot, 1975).

TORT (Patrick). - *La pensée hiérarchique et l'évolution* (Paris, Aubier, 1983).

VALABREGA (Jean-Paul). - *Phantasme, mythe, corps et sens* (Paris, Payot, 1980).

VILLEMAIN (Françoise). - *Stress et immunologie* (Paris, P.U.F., 1989).

BIBLIOGRAPHIE[2]

ABRAHAM (Karl). - «Le pronostic du traitement psychanalytique chez les sujets d'un certain âge» *in Œuvres complètes*. Tome II (Paris, Petite bibliothèque Payot, 1966).

AJURIAGUERRA (J. de) TISSOT (R.). - «Aspect psychologique de la sénescence» *in Abrégé de Gérontologie* (Paris, Masson, 1977).

AMADO LEVY-VALENSI (E.). - *Le temps dans la vie psychologique* (Paris, Flammarion, 1965).

ANZIEU (Didier). - «Vers une métapsychologie de la création» *in Psychanalyse du génie créateur* (Paris, Dunod, 1974).

ANZIEU (Didier). - «Le transfert paradoxal», *Nouvelle Revue de Psychanalyse* (Paris, 12, 1975).

BALINT (Michael). - *Les voies de la régression*, trad. franç. J. Dupont, M. Viliker (Paris, Payot, 1972).

BERCHERIE (Paul). - *Genèse des concepts freudiens* (Paris, Navarin, 1983).

BERGERET (Jean). - *La dépression et les états limites* (Paris, Payot, 1974).

BERNARD (Michel). - *Le corps* (Paris, Corps et culture, Editions universitaires, 1976).

BERTHAUX (P.). - «Le vieillissement normal et pathologique» *in Revue du Praticien* (Paris, 22, 2, 1972).

---

[2] *Cette liste est une énumération des documents non cités dans le corps du texte mais ayant constitué une information supplémentaire.*

BINSWANGER (Ludwig). - *Discours, parcours et Freud*, trad. franç. R. Lewinter (Paris, Gallimard, 1970).

BUSSE (E.W.) DOVENMUEHLE (R.H.) BROWN (R.G.). - «Psychoneurotic reactions of the aged» *in Geriatrics* (15, 1960).

CANGUILHEM (Georges). - *Le normal et le pathologique* (Paris, P.U.F., 1966).

CANGUILHEM (Georges). - *La connaissance de la vie* (Paris, Vrin, 1975).

COTTRAUX (J.). - «Narcissisme, pensée médicale et pensée psychotique» *in Evolution psychiatrique* (Paris, 1, 1974).

COTTRAUX (J.). - «Discours hypocondriaque et discours médical ou l'esprit de corps» pp. 777-779, *Psychologie médicale* (Paris, 8, 5, 1976).

COTTRAUX (J.). - «Paradoxe, agir et imaginaire corporel chez l'hypocondriaque» pp. 729-735 *in Evolution psychiatrique* (Paris, 42, 2, 1977).

DEDIEU-ANGLADE (Gérard). - *Contribution à l'étude des névroses d'involution* (Paris, Thèse, 1961).

DEJOURS (Christophe). - *Le corps entre biologie et psychanalyse* (Paris, Payot, 1986).

DELAHOUSSE (J.) COUVEZ (A.). - «L'hypocondrie ou le contenu explosif», pp. 295-299 *in Rapport du congrès de psychiatrie et neurologie de langue française*, 73ème session (Paris, Masson, 1973).

DELAHOUSSE (J.). - «A la recherche d'un effet d'ouverture chez l'hypocondriaque», *L'Encéphale* (Paris, 2, 1976).

DUPRE (E.) CAMUS (P.). - «Les cénestopathies» *in Encéphale* (Paris, 11, 1907).

EY (Henri) BRISSET (Charles) BERNARD (Paul). - «Les troubles mentaux de la sénilité» *in Manuel de psychiatrie* (Paris, Masson, 1974).

FEDIDA (Pierre). - *Corps du vide et espace de séance* (Paris, Corps et culture, Jean-Pierre Delarge, 1977).

FERENCZI (Sandor). - «Les pathonévroses» (1917) *in Œuvres complètes*. Tome II, trad. franç. J. Dupont et coll. (Paris, Payot, 1968).

FERENCZI (Sandor). - «Pour comprendre les psychonévroses du retour d'âge» (1921) *in Œuvres complètes*. Tome III, trad. franç. J. Dupont et coll. (Paris, Payot, 1968).

FOUCAULT (Michel). - *Histoire de la folie à l'âge classique* (Paris, Plon, 1961).

FOUCAULT (Michel). - *Naissance de la clinique* (Paris, P.U.F., 1963).

FREUD (Sigmund). - «Les psychonévroses de défense» (1894) *in Névrose, psychose et perversion*, trad. franç. J. Laplanche (Paris, P.U.F., 1973).

FREUD (Sigmund) BREUER (Joseph). - *Etudes sur l'hystérie* (1895), trad. franç. A. Berman (Paris, P.U.F., 1967).

FREUD (Sigmund). - «L'hérédité et l'étiologie des névroses» (1896) *in Névrose, psychose et perversion*, trad. franç. J. Laplanche (Paris, P.U.F., 1973).

FREUD (Sigmund). - «Nouvelles remarques sur les psychonévroses de défense» (1896) *in Névrose, psychose et perversion*, trad. franç. J. Laplanche (Paris, P.U.F., 1973).

FREUD (Sigmund). - «Sur les souvenirs écrans» (1899) *in Névrose, psychose et perversion*, trad. franç. D. Berger, P. Bruno, D. Guerineau, F. Oppenot (Paris, P.U.F., 1973).

FREUD (Sigmund). - *Trois essais sur la théorie de la sexualité* (1905), trad. franç. B. Reverchon-Jouve (Paris, Gallimard, 1962).

FREUD (Sigmund). - «Sur les types d'entrée dans la névrose» (1912) *in Névrose, psychose et perversion*, trad. franç. J. Laplanche (Paris, P.U.F., 1973).

FREUD (Sigmund). - *Totem et Tabou* (1912-13), trad. franç. S. Jankélévitch (Paris, Payot, 1973).

FREUD (Sigmund). - «Les pulsions et leur destin» (1915) *in Métapsychologie*, trad. franç. J. Laplanche et J.B. Pontalis (Paris, Gallimard, 1968).

FREUD (Sigmund). - «Le refoulement» (1915) *in Métapsychologie*, trad. franç. J. Laplanche et J.B. Pontalis (Paris, Gallimard, 1968).

FREUD (Sigmund). - «Névrose et psychose» (1924) *in Névrose, psychose et perversion*, trad. franç. D. Guerineau (Paris, P.U.F., 1973).

FREUD (Sigmund). - *Inhibition, symptôme et angoisse* (1926), trad. franç. P. Jury et E. Fraenkel (Paris, P.U.F., 1951).

FREUD (Sigmund) ANDREAS SALOME (Lou). - *Correspondance* (1912-1936), trad. franç. L. Jumel (Paris, Gallimard, 1970).

FREUD (Sigmund) PFISTER (O.). - *Correspondance* (1909-1939), trad. franç. L. Jumel (Paris, Gallimard, 1966).

GANTHERET (François). - «Remarques sur la place et le statut du corps en psychanalyse», *Nouvelle Revue de Psychanalyse* (Paris, 3, 1971).

GREEN (André). - «L'analyste, la symbolisation et l'absence dans le cadre analytique», *Nouvelle Revue de Psychanalyse* (Paris, 10, 1974).

GREEN (André). - «Le temps mort», *Nouvelle Revue de Psychanalyse* (Paris, 11, 1975).

GREEN (André). - *Narcissisme de vie, narcissisme de mort* (Paris, Editions de Minuit, 1983).

GREEN (André). - *La folie privée* (Paris, Gallimard, 1990).

GRUNBERGER (Bela). - *Le narcissisme* (Paris, Payot, 1975).

HITTER-SPINELLI (B.). - *Les hypocondriaques en milieu psychiatrique : diversité nosologique et unité du discours* (Amiens, Thèse médecine, 1979).

ISRAEL (Lucien). - *L'hystérique, le sexe et le médecin* (Paris, Masson, 1979).

JAQUES (Elliott). - «Mort et crise du milieu de la vie» *in Psychanalyse du génie créateur* (Paris, Dunod, 1974).

JANKELEVITCH (Vladimir). - *La mort* (Paris, Flammarion, 1977).

JOURNIAC. - *Recherches cliniques sur le délire hypocondriaque* (Paris, Thèse, 1888).

LACAN (Jacques). - *Ecrits* (Paris, Seuil, 1966).

LAPLANCHE (Jean). - *Vie et Mort en psychanalyse* (Paris, Flammarion, 1970).

LECLAIRE (Serge). - *Psychanalyser* (Paris, Seuil, 1968).

LECLAIRE (Serge). - *On tue un enfant* (Paris, Seuil, 1975).

LEVY (F.). - «Le malade imaginaire et le médecin malgré lui» pp. 345-357, *Psychologie médicale* (Paris, 5, 2, 1973).

LORAS (O.). - «Le monde des entrailles» pp. 17-23 *in Neurologie psychiatrie* (Paris, Sandoz, 1974).

MARGUERY (G.). - *Les cénestopathies* (Toulouse, Thèse, 1949).

MARTY (Pierre) de M'UZAN (M.) DAVID (Christian). - *L'investigation psychosomatique* (Paris, P.U.F., 1963).

MARTY (Pierre). - *Les mouvements individuels de vie et de mort. Essai d'économie psychosomatique* (Paris, Payot, 1976).

MOLIERE (Jean-Baptiste Poquelin). - «Le malade imaginaire» *in Œuvres complètes*. Tome II (Paris, Gallimard, La Pléiade, 1961).

OULES (J.). - «Les névroses du troisième âge» *in Confrontations psychiatriques* (Paris, 5, 1970).

RANK (Otto). - *Le double* (1922), trad. franç. S. Lautman (Paris, Denoël, 1932).

RANK (Otto). - *Le traumatisme de la naissance* (1924), trad. franç. S. Jankélévitch (Paris, Payot, 1976).

ROSENFELD (H.). - «Some psychopathological observations about hypocondriacal states», *International Journal of Psycho-Analysis* (39, 1958).

ROSOLATO (Guy). - «L'axe narcissique des dépressions», *Nouvelle Revue de Psychanalyse* (Paris, 11, 1975).

SPIELREIN (Sabina). - *Entre Freud et Jung* (Paris, Aubier Montaigne, 1981).

STEICHEN (R.). - «La notion de «corporéité» dans le vécu de l'hypocondriaque» pp. 366-381 *in Acta psychiatrica belgica* (Bruxelles, 72, 1972).

TIMSIT (M.) DUGARDIN (J.C.) ADAM (A.) SABATIER (J.). - «La névrose hypocondriaque a-t-elle droit de cité ?» *in Acta psychiatrica belgica* (Bruxelles, 1973).

VALABREGA (Jean-Paul). - *Les théories psychosomatiques* (Paris, P.U.F., 1954).

WATZLAWICK et coll. - *Changements, paradoxe et psychothérapie* (Paris, Seuil, 1975).

WINNICOTT (Donald Woods). - *De la pédiatrie à la psychanalyse*, trad. franç. J. Kalmanovitch (Paris, Payot, 1969).

WINNICOTT (Donald Woods). - *Jeu et réalité. L'espace potentiel*, trad. franç. C. Monod et J.B. Pontalis (Paris, Gallimard, 1975).

WINNICOTT (Donald Woods). - «La crainte de l'effondrement», *Nouvelle Revue de Psychanalyse* (Paris, 11, 1975).

LISTE DES TABLEAUX ET SCHEMAS

Achevé d'imprimer par Corlet Numérique - 14110 Condé-sur-Noireau
N° d'Imprimeur : 729653 - Juin 2017 - Imprimé en France

Made in United States
Orlando, FL
04 November 2026

90206056R00131